건강 수명 100세 습관

오늘부터 시작하는

건강
수명
100세
습관

이가세 미치야 지음 ㅣ **김현정** 옮김

지식서가

60세 이후 40년을
어떻게 살아야 할까?

'100세 시대'가 당연한 세상

'100세 시대'라는 말이 등장한 것도 꽤 된 듯하다. 오랫동안 예방 의료와 항노화(노화 예방) 의료에 힘써 왔는데, 요즘 들어 건강한 고령자들이 많다는 것을 실감한다. 일본의 65세 이상 고령자 수는 인구의 29.1%에 달하며, 이는 전 세계 1위이다(2022년 기준). 2위인 이탈리아(24.1%)와도 격차가 크게 벌어진다. 또한 100세가 넘는 사람은 9만 526명이라고 하는데, 앞으로 이 수는 점점 더 늘어날 것이다.

하지만 현재 평균 수명을 보면 남성은 81.47세, 여성은 87.57세이다. 그래서 자신도 그 정도 살게 되리라 생각하는 사람이 많은 듯하다.

평균 수명은 그해에 태어난 아기, 즉 0세가 평균적으로 몇 세까지 살 수 있을지를 계산한 것이다. 그래서 평균 수명이 아니라 '어떤 연령(X세)의 사람이 앞으로 몇 년을 더 살 수 있는가'를 보여 주는 '평균 여명'을 기준으로 보면 관점이 달라질 수 있다.

예를 들어 2021년에 65세인 사람의 평균 여명은 남성이 19.85년, 여성이 24.73년으로, 남성 2명 중 1명은 85세, 여성 2명 중 1명은 90세 정도까지 산다는 뜻이다. '100세 인생'이라는 말이 확 와닿지 않은가?

이 책을 읽는 당신이 현재 60세라면 인생이 아직 40년이나 더 남았다는 말이다. 예전에는 장수를 축하한다며 환갑잔치를 했지만, 이제는 '환갑'이 인생의 '반환점'이라 생각해도 좋을 듯하다.

이 책에서는 앞으로 남은 길고 긴 인생을 어떻게 살아야 할지를 소개하고자 한다.

'단순히 오래 살기'만 해서는 행복해질 수 없다

장수를 누리며 행복한 말년을 보내는 게 거의 모든 사람들의 공통된 바람일 것이다. 하지만 아무리 오래 산다고 해도, 거동이 불편해 누워 있어야만 한다든가 치매로 항상 돌봄을 받아야만 하는 상황이라면 장수는 오히려 지옥일 수 있다.

건강상의 문제가 없어 특별한 제약 없이 일상생활을 영위할 수 있는 기간을 '건강 수명'이라고 한다. 일본인의 건강 수명은 남성이 72.68세, 여성이 75.38세이다(2022년 기준). 평균 수명과의 차는 남성이 8.79년이며, 여성은 12.19년이나 된다.

다시 말해, **장수하는 사람들 중에도 마지막 10년 전후에는 누워서 생활하거나 치매를 앓는 사람이 매우 많다**는 의미이다.

그 이유 중 하나가 일본인의 경우 순환기 질환(고혈압, 뇌졸중, 심질환)과 악성 신생물(암), 치매 등 개호가 필요한 질병의 이환율이 높다는 점이다. 일본은 의료가 고도로 발달하여 '장수'하는 사람이 많지만 그만큼 질병을 앓는 상태로 오래 사는 사람이 많은 것이 현실이다.

한번 상상해 보자. 고도의 의료 기술 덕분에 오래 살 수 있게 되었지만, 몸의 이곳저곳에 관을 꽂은 채 침대에 누워 있어야만 하는 자신의 모습을. 치매로 인해 자신이 누군지도 알지 못하고, 소중한 사람에게 거친 말을 하거나 폭력을 행사해 상처를 주는 자신의 모습을.

그런 미래를 바라는 사람은 아무도 없을 것이다. 그냥 '100세까지 산다'는 것만으로는 절대 행복해질 수 없다.

100세 시대에는 노화 속도를 늦추고 건강 수명을 조금이라도 늘려 '건강하게 나이 먹는 것'이 중요하다.

노화 속도는 스스로 제어할 수 있다

과연 노화 속도를 늦추는 것이 가능할까? 결론부터 말하자면, 충분히 가능하다.

나이가 들면 체력과 근력이 감소하고, 아픈 곳이 하나둘씩 생겨나고,

기억력이 감퇴되었다는 걸 느낄 때가 있다. 이러한 신체 기능 및 생리 기능의 저하 속도는 사람에 따라 다르다.

시간의 속도는 일정하게 흐르는 데 반해 노화의 속도는 사람마다 다른데, 그 이유는 노화가 유전적 요소나 생활 습관 등과 복잡하게 얽혀 진행되기 때문이다.

혹시 '유전이라 어쩔 수 없다'고 생각하는가? 물론 노화의 원인 중에서도 유전은 무시할 수 없는 요인이다.

최근에는 세포 분열의 필수 요소이자 분열을 할 때마다 짧아지는 DNA의 텔로미어(염색체 말단에 존재하는 DNA 조각—옮긴이 주)나 세포가 더 이상 분열을 하지 못하는 '세포 노화' 등 유전자와 관련된 노화 연구가 이루어지고 있다.

그저 유전이라 어쩔 수 없다며 포기할 필요는 없다. 노화와 유전이 밀접한 관계가 있긴 하지만, 유전이 전부는 아니다. 오히려 생활 습관의 영향이 더 크다.

덴마크에서 일란성 쌍둥이와 이란성 쌍둥이의 수명을 비교하는 연구를 실시했는데, 유전자가 노화에 기여하는 비율은 약 25%로 추정된다고 한다. 다시 말해, **수명의 약 75%는 식사와 운동, 생활 양식 등을 모두 포함하는 '습관'에 의해 결정된다**는 것이다. 그러니 습관을 개선하면 누구나 노화 속도를 제어할 수 있다.

'안타까운 노화'를 유발하는 세 가지 흐름—대사 증후군·치매·노쇠

일반적으로 인간의 노화는 20대부터 시작되며, 40대 이후부터는 그 속도가 점점 빨라진다.

노화 속도를 늦출 수 있다면 100세를 넘어 건강한 장수를 누릴 수 있겠지만, 대부분의 사람이 거기까지 도달하지 못하는 이유는 중년기 즈음부터 '대사 증후군(메타볼릭 신드롬)'에 걸리는 사람이 많아지기 때문이다.

부적절한 식사나 운동 부족이 원인인 '내장 지방형 비만'은 고혈압, 이상지질 혈증, 고혈당 등을 일으킨다. 이것들이 복합적으로 나타나는 것을 대사 증후군이라고 한다.

대사 증후군이 무서운 이유는 내장 지방형 비만을 시작으로 혈압과 콜레스테롤 수치, 중성 지방 수치, 혈당 수치 등이 하나씩 하나씩 도미노가 쓰러지듯 연이어 악화되기 때문이다. 게이오대학교 이토 히로시 교수는 이러한 현상을 '메타볼릭 도미노'라고 부른다.

메타볼릭 도미노가 진행되면 당뇨병으로 인한 당뇨병성 신증과 당뇨병성 망막병증, 동맥 경화로 인한 심질환과 뇌졸중 등과 같은 다양한 생활습관병이 발병한다.

평균 수명까지도 못 살고 세상을 떠나는 '안타까운 노화'를 겪은 사람이란, 한마디로 '쓰러져 가는 메타볼릭 도미노를 멈춰 세우지 못한 사람'을 의미한다.

또 '안타까운 노화'를 유발하는 지표 중에는 '노쇠'라는 개념이 있다. 노

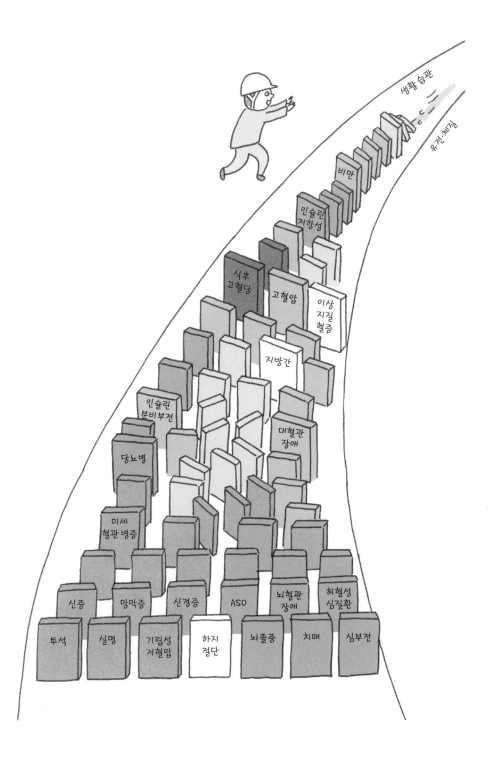

쇠(frailty)란 직역하면 '허약함'이란 뜻으로 장기 기능과 인지 기능, 의욕, 근력 등이 쇠해서 자립도가 떨어진 상태를 가리킨다. 개호 전 단계라고 생각하면 된다.

노쇠는 영양 부족과 근력 저하로 인한 '신체적 노쇠', 우울감과 인지 기능 저하 등에 의한 '정신·심리적 노쇠', 고립된 생활이나 경제적 궁핍 등으로 인한 '사회적 노쇠', 이렇게 3가지 인자로 구성된다. 건강한 장수를 누리기 위해서는 신체뿐만 아니라 마음의 상태와 인간관계도 매우 중요하다고 할 수 있다.

노쇠는 보통 암 등의 질병을 앓게 되면 심해지는데, 치매도 노쇠를 유발하는 큰 요인 중 하나이다.

현재 개호를 필요로 하는 원인 중 1위가 치매이다. 2025년에는 고령자 5명 중 1명이 치매에 걸릴 것이라 예상되며, 메타볼릭 도미노나 암과 마찬가지로 치매에 걸리지 않는 것이 건강한 장수를 누릴 수 있는 비결 중 하나이다.

암과 치매는 대사 증후군처럼 예방할 수 있는 질병이 아니라고 생각할 수도 있는데, 전혀 그렇지 않다. 암도 일종의 생활 습관병이다. 암을 유발하는 위험 인자 중에 대사 증후군의 인자와 공통된 것이 있으므로 식사와 운동, 생활 습관을 개선해 나간다면 암 발병 위험도 줄일 수 있다.

믿기 힘들겠지만, 치매도 마찬가지이다. 치매의 위험 인자로 고혈압, 당뇨병, 흡연, 운동 부족 등을 꼽을 수 있다.

즉, 메타볼릭 도미노의 진행을 이른 단계에서 멈추는 것이 대사 증후군뿐 아니라 암 등의 생활 습관병과 치매를 예방하는 데 효과가 있다는 의미이다.

대사 증후군·생활 습관병·치매를 예방할 수만 있다면 노쇠해질 가능성이 줄어들 테고, 죽을 때까지 개호를 받지 않고 살 수 있을 가능성이 커질 것이다. 이렇듯 '안타까운 노화'를 피하면 100세를 넘어 건강한 장수를 누리는 것도 더 이상 꿈이 아니다.

노화를 제어하는 것 = 노화의 흐름을 '상류에서 막는' 것

메타볼릭 도미노를 흐르는 강물에 비유한다면, 최대한 상류에서 그 물줄기를 막아 버리는 것이 중요하다. 그러면 하류로 가면서 점점 확산되는 다양한 질환의 발병을 좀 더 일찍 예방할 수 있기 때문이다.

이 책에서는 '100세까지 건강하게 살기' 위해서 메타볼릭 도미노의 진행을 멈추는 '100가지 습관'을 소개하고자 한다.

100가지 습관은 노화의 흐름을 막는 '모래주머니'라고 생각하면 된다.

모래주머니로 메타볼릭 도미노의 흐름을 막고 암 등과 같은 생활 습관병이나 치매에 걸릴 위험을 사전에 줄일 수만 있다면, 노쇠해지거나 누워서 생활하지 않고 평생 두 발로 걸어 다니다 떠나는 것도 가능하다.

'100가지 습관'은 '식사, 운동, 생활 습관, 뇌·정신 건강, 의료', 이렇게 5가지 범주로 분류해 보았다.

의사들이 개인의 노화도를 진단할 때는 ① 혈관 연령, ② 뇌·신경 기능, ③ 호르몬 분비, ④ 골 연령, ⑤ 근육량, 이렇게 5가지를 체크한다.

'100가지 습관'은 이 5가지 중 어느 하나(또는 둘 이상)를 공략하여 노화 속도를 늦추는 방법이다. 5가지에 대해 간단히 알아보자.

① 혈관 연령

내가 노화와 관련해 가장 중요하게 생각하는 것은 혈관의 나이이다. 의학자들 사이에서 흔히 하는 말 중에 '사람은 혈관과 함께 늙는다'라는 말이 있다. 혈관은 나이가 들면서 서서히 딱딱해지고 탄력성을 잃어 약해지는데, 이 상태를 '동맥 경화'라고 한다. 동맥 경화가 진행되어 혈액의 흐름이 원활하지 못하면 혈관 내벽에 플라크(지방 찌꺼기)가 쌓이고, 결국 다양한 생활 습관병을 유발한다.

또 혈액은 전신 세포에 산소와 영양소를 보내는 역할을 한다. 그래서 혈관이 노화되면 혈액 순환이 원활히 이루어지지 않아 몸 전체가 노화되고 만다.

혈관의 노화를 늦추는 효과적인 방법은 '식사'와 '운동'이다. 이 책에서는 무엇을 어떻게 먹어야 혈관 건강을 유지할 수 있는지, 어떤 운동을 해야 튼튼한 혈관을 유지할 수 있는지를 소개한다.

② 뇌·신경 기능

앞서 말한 것처럼 치매는 노쇠를 초래하고 건강한 장수를 위협하는 중대한 요인이다. 뇌와 신경의 기능을 산출하는 검사는 아주 많지만, 전부

과학적 근거가 충분하다고 보기는 힘들다.

뇌의 노화 정도를 알아보는 방법으로는 인지 기능과 기억력을 평가하는 MMSE(Mini-Mental State Examination)와 일본에서 흔히 사용하는 개정 하세가와식 간이치매평가척도(HDS-R)가 있다.

치매에 걸리면 현재의 의료 기술로는 치료가 어려운 것이 현실이다. 그러므로 증상이 나타나기 전부터 예방하는 노력이 무엇보다 중요하다. 이 책에서는 '뇌·정신 건강' 관리법과 함께 '뇌에 좋은 음식'과 '뇌에 좋은 운동'도 함께 소개한다.

③ 호르몬 분비

노화와 호르몬 분비도 떼려야 뗄 수 없는 관계이다. 남녀 모두 나이가 들면서 호르몬, 특히 성호르몬 분비가 감소하고 운동 능력이 저하되며 시력 감퇴, 근력 저하, 의욕 저하 등이 일어난다.

그중에서도 여성들의 노쇠 원인이라 할 수 있는 골다공증과 고혈압, 이상 지질 혈증, 심질환, 뇌졸중 등과 같은 생활 습관병은 여성 호르몬 분비 감소와 깊은 관련이 있다.

호르몬 분비를 감소시키는 요인으로는 연령의 증가 말고도 스트레스, 수면 부족, 과로, 운동 부족 등을 꼽을 수 있다. 이 책에서는 호르몬 분비량이 감소하지 않도록 돕는 '생활 습관'을 소개한다. 여성 호르몬을 대신할 만한 물질을 섭취할 수 있는 '식습관'도 눈여겨보길 바란다.

④ 골 연령

뼈는 '한 번 생성되면 평생 변하지 않는 불변의 물질'이 아니다. 성장기에는 뼈가 자라고, 부러진 뼈는 시간이 지나면 다시 붙는다. 뼈도 다른 세포들과 마찬가지로 생성되거나 깨지는 과정을 활발히 반복하고 있다.

나이가 들면 뼈도 노화된다. 뼈의 밀도가 감소해 발병하는 것이 바로 '골다공증'이다. 골다공증이 있으면 작은 충격에도 쉽게 골절되기 때문에, 골다공증은 고령자가 노쇠해지는 큰 요인이라 할 수 있다.

하지만 뼈도 다른 세포들과 마찬가지로 불변의 물질이 아니므로 노화 속도를 늦추는 것은 가능하다. 이 책에서는 뼈를 자극하여 단련시키는 '운동'과 뼈 건강을 유지하기 위한 '식습관'을 소개한다.

⑤ 근육량

나이가 들면 누구나 근육이 줄어드는 것을 느낀다. 하지만 '근육이 줄면 수명이 짧아진다'고 생각하는 사람은 별로 없다.

근육량이 감소했는지 알아볼 수 있는 간단한 방법이 있다. 나는 17년 간 에히메대학교의 노화억제센터(현 항노화·예방의료센터)에서 4,000명 이상의 환자를 진료했는데, '한 발 서기' 자세를 1분간 유지하지 못하는 사람은 근육량과 골량이 감소했다는 것을 우리 연구 팀에서 밝혀냈다.

또한, 근육량과 골량이 감소한 사람은 뇌가 위축되는 경향이 있으며, 치매 전 단계(경도 인지 장애)일 가능성이 높다는 사실이 드러났다.

브라질 연구 팀은 1,702명을 대상으로 실시한 연구에서, 10초간 '한 발 서기' 자세를 유지하지 못한 고령자는 유지한 고령자에 비해 10년 이내에 사망할 위험이 약 2배 높다고 발표했다. '한 발 서기'가 되지 않는 사람은 비만과 고혈압, 심질환, 당뇨병 등과 같은 생활 습관병을 앓고 있는 경우가 많아, 메타볼릭 도미노가 진행되면서 결과적으로 수명이 단축되고 만다.

이 책에서는 '한 발 서기'에 필요한 근육 단련법을 소개한다. 자신의 노화 정도를 측정하는 바로미터로 삼아 근육량이 감소하진 않았는지 주의 깊게 살펴보자.

즐겁게 웃으면서 실천하자

'100가지 습관'을 알게 되면 건강 장수를 누릴 수 있다는 희망찬 생각에 의욕이 마구 샘솟을지도 모른다. 성실한 사람일수록, 게을리하면 노화 속도가 빨라질 거라 생각해 이 많은 습관을 어떻게든 지키려 노력할 것이다.

하지만 제발 무리하지는 말길 바란다. 얼굴과 체격이 사람마다 다른 것처럼 체질에도 개인차가 있다. 사람에 따라 효과를 느끼는 습관이 있는가 하면, 별로 효과를 느끼지 못하는 습관도 있기 마련이다.

그렇다면 어떤 습관을 들여야 좋을까? 그 기준이 되는 것이 바로 '웃으면서' 혹은 '즐겁게' 할 수 있느냐 여부이다. **그 습관 때문에 아프거나 힘들다면 그건 자신에게 맞는 습관이 아니니 무리해서 실천할 필요는 없다.**

또 즐겁게 웃으면서, 다시 말해 '행복감을 느끼며' 사는 것 자체가 실은 수명을 늘리는 비결이기도 하다.

2011년 과학 잡지 《사이언스》에 「행복을 느끼는 사람이 오래 산다」라는 기사가 실렸다. 기사에 따르면 '인생에서 행복을 느끼는 사람은 그렇지 않은 사람보다 14% 장수한다', '선진국에서는 행복한 사람의 수명이 7.5~10년 더 길다'라는 놀라운 결과가 보고되었다.

아무리 건강에 좋은 습관을 실천하며 살아도 그 습관에서 행복을 느끼지 못한다면 효과가 약해질 수밖에 없다. 그러니 부디 즐겁게 웃으면서 실천할 수 있고 그로 인해 행복을 느낄 수 있는, 자신에게 꼭 맞는 습관을 하나라도 찾아내 실천해 보길 바란다.

이 책에서 소개하는 습관을 생활 속에서 실천할 수만 있다면, 100세까지 건강하게 사는 것도 더 이상 꿈이 아니다. 이 책을 '건강 장수를 위한 실천 바이블'로 삼아 오래도록 책장에 두고 보면 좋겠다.

이가세 미치야

100가지 습관에 대한 총론

1. 모든 습관을 실천할 필요는 없다

이 책에서는 '식사, 운동, 생활 습관, 뇌·정신 건강, 의료', 이렇게 5가지 범주로 나누어 100세까지 살기 위한 효과적인 100가지 습관을 소개한다. 이 습관들을 생활 속에서 전부 실천하는 것은 불가능에 가깝다. 일단은 쉬운 것부터 하나씩 실천해 보자.

2. 추천도를 4단계로 나누어 평가했다

100가지 습관은 전부 건강 장수에 효과가 있는 것들이다. 어떤 습관부터 실천해야 할까 망설이는 사람을 위해서, 의학적 근거 등을 바탕으로 별(★)의 수로 추천도를 표시해 두었다.

★★★★★(100점)	모든 사람이 오늘부터 당장 실천해야 하는 습관
★★★★(90점)	건강 효과가 매우 큰 습관
★★★(80점)	여유가 있을 때 실천해 볼 만한 습관
★★(70점)	즐겁게 할 수 있다면 실천해서 손해 볼 것은 없는 습관

100가지 습관 중에서는 ★★★★★인 습관부터 시작하면 좋다. 식사, 운동, 생활 습관, 뇌·정신 건강, 의료 중 어느 하나에 편중되지 않도록 5가지 범주에서 소개하는 습관들을 골고루 실천하자.

3. ★★★★★에 선정된 '10가지 습관'은 바로 이것!

식사

- 배부르기 전에 숟가락을 내려놓는다.
- 등 푸른 생선을 먹는다.

운동

- 균형력을 키운다.
- 하루에 4,000보 이상 걷는다.

생활 습관

- 보청기를 끼고 대화한다.
- 꼼꼼히 양치한다.

뇌·정신 건강

- 장내 환경을 개선한다.

• 당당히 젊어 보이게 꾸민다.

의료

• 약은 최대 다섯 종류까지만 먹는다.

• 마음에 안 드는 의사는 피한다.

4. '100가지 습관'을 자신에게 맞추어 재조정하자!

★★★★★인 습관을 1순위로 하여 재밌어 보이는 습관을 하나씩 생활 속에서 실천해 보자. 무리하지 않으면서 습관 개수를 조금씩 늘리다 보면 건강 장수에 도움이 될 것이다.

'이번 달엔 습관을 3개 더 늘려야지'와 같은 식으로 매달 목표를 세우면, 꾸준히 실천해 나가는 데에 동기 부여도 된다. 습관은 꾸준히 실천하는 것이 가장 중요하다.

일단 재미있을 것 같고 할 만하다 싶은 습관을 하나 뽑아 시작해 보자.

무리해서 습관 수를 늘리지 말고, **기분 좋게 생활할 수 있는 수준에서 실천하는 것이 좋다.** 그렇게만 해도 컨디션이 좋아질 것이다. **몸의 컨디션이 좋아지면 또 다른 건강 습관에 도전해 보자.** 이러한 '선순환'을 만들어 내는 것이 건강 장수를 누리기 위한 비결이다.

자, 오늘부터 시작하자!

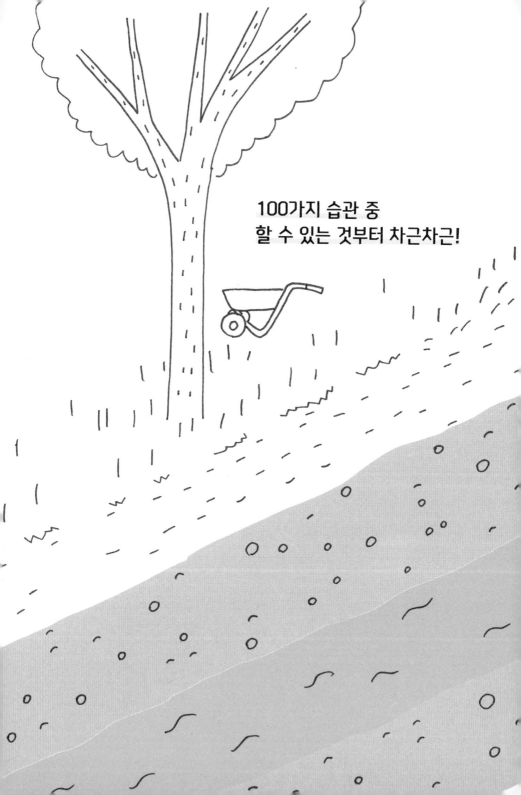

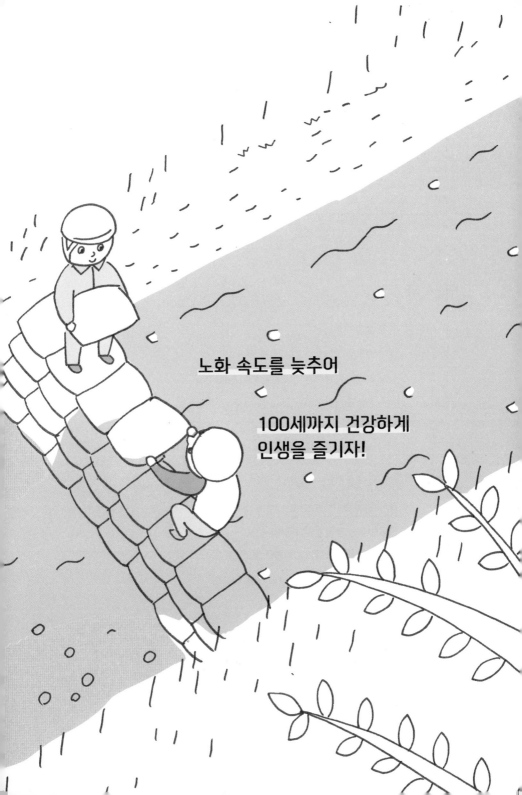

차례

1장 · **식사**

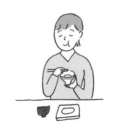

2장 · 운동

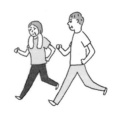

3장 · 생활 습관

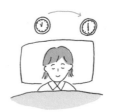

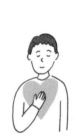

4장 · 뇌 · 정신 건강

5장 · 의료

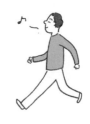

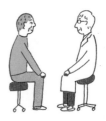

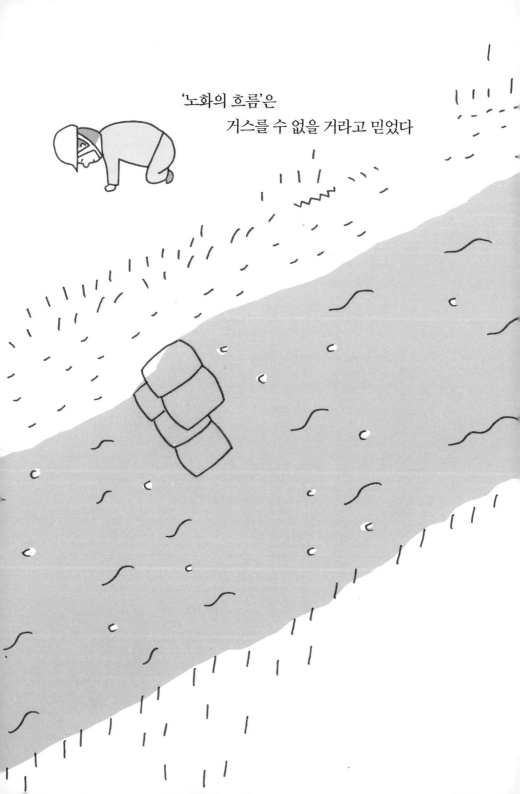

1장
•

식사

•
•

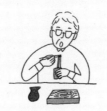

건강한 먹거리가 노화를 억제하는 기본이다

'의식동원(醫食同源)', 즉 '음식과 약은 근원이 같다'는 말은, 평소에 몸에 좋은 식재료를 먹으면서 건강을 유지하면 굳이 약을 먹을 필요가 없다는 뜻이다.

식사는 생명을 기르고 건강을 유지하기 위해 반드시 필요한 행위다. 그래서 노화를 예방하고 싶을 때 가장 먼저 점검해야 하는 것이 바로 음식이다.

식사가 건강 수명에 얼마나 중요한지 보여 주는 자료가 있다.

1980년 일본 오키나와의 평균 수명은 남녀 모두 전국 1위였다. 하지만 이후 매년 순위가 떨어져 2000년에는 남성의 평균 수명이 전국 26위까지 대폭 하락했다. 2015년 조사에 따르면 남성이 36위, 여성이 7위까지 떨어졌다고 한다.

대체 오키나와에서 무슨 일이 벌어진 것인지 궁금해 의학자들이 조사를 시작했는데, 결론적으로 그들이 찾은 원인은 오키나와 사람들의 급격한 식생활 변화였다. 제2차 세계 대전 후, 오키나와에는 패스트푸드를 중심으로 한 미국의 식문화가 빠르게 유입되었다. 서구화된 식문화를 접하며 자란 사람들이 중장년층이 되면서, 내장 지방형 비만과 고혈압 등과 같은 생활 습관병이 대폭 증가한 것이다.

오키나와 사람들뿐만이 아니다. 서구화된 음식은 일본인의 몸, 특히 혈관에 큰 타격을 주었다. 이전에는 채소와 생선을 중심으로 한 저지방, 저칼로리 식사를 해 왔기 때문에 서구형 식사를 하면 체질적으로도 혈관의 동맥 경화가 더 쉽게 일어나는 것이다. 수명을 단축하는 큰 원인이기도 한 **생활 습관병을 예방하기 위해서는 서구화된 식생활에서 조금씩 일본인의 체질에 맞는 식생활로 돌아갈 필요가** 있다.

서구화된 식생활은 왜 혈관의 노화를 촉진할까?

서구화된 식사가 우리 몸에 어떠한 악영향을 미치는지 알아보자.

육식 중심의 서구형 식사를 하면 내장 지방이 축적된다. 내장 지방에서는 나쁜 호르몬이 다양하게 분비되는데, 그것이 혈관의 동맥 경화를 유발한다. 또 혈액 속에 LDL 콜레스테롤(일명 '나쁜 콜레스테롤')이 증가하면 플라크라고 불리는 덩어리가 혈관 내벽에 쌓이는데, 이로 인해서도 동맥 경화가 진행된다.

식재료를 굽거나 튀겼을 때 '갈색으로 변한 부분'을 최종당화산물(Advanced Glycation End-products, AGEs) 또는 당독소라고 부르는데, 바로 이 최종당화산물 역시 동맥 경화에 영향을 미친다.

근육이나 관절과 마찬가지로 혈관도 나이가 들어감에 따라 딱딱해진다. 그 속도에 점점 박차를 가하는 것이 바로 서구형 식사이다.

혈관 노화는 다양한 생활 습관병을 일으키고 심근 경색과 뇌졸중을 유발할 우려가 있다. 숨이 가쁘거나 붓는 증상이 지속되어 서서히 수명이 줄어드는 '심부전'의 근본적인 원인도 혈관 노화에 의한 고혈압이다. 요즘 심부전 환자가 급격히 늘어 2020년엔 120만 명에 달했다. '심부전 팬데믹'이라는 말까지 나온 상황이다. 게다가 고혈압인 사람일수록 치매 발병 위험이 높다는 연구 결과도 있다.

이 모든 것을 종합하면, '인간은 혈관과 함께 늙는다'고 말할 수 있다.

즉, '혈관을 젊게 유지하는 것'이 건강 장수를 누리는 비결이다.

인간은 혈관과 함께 늙으니, 혈관에 좋은 식사를 하자

'인간은 혈관과 함께 늙는다.'

이 말은 의학자들 사이에서 너무나도 당연하게 전해져 온 격언이다. 17세기 영국의 의사 토머스 시드넘이 처음 쓴 표현인데, 미국 등지에서 활약하며 '근대 의학의 아버지'라고도 불린 윌리엄 오슬러 교수에 의해 일본에도 널리 알려졌다. 이 격언은 의학이 진보함에 따라 퇴색되기는커녕 노화의 메커니즘을 설명하는 가장 적확한 표현으로 평가받고 있다.

혈관은 왜 인간의 노화를 좌우할 정도로 중요할까?

심장에서 동맥으로 보내진 혈액은 초당 1미터의 속도로 힘차게 온몸으로 퍼져나간다. 말초 부분까지 도달하면, 지구 두 바퀴 반 정도의 길이에 해당한다는 온몸의 모세 혈관으로 혈액이 보내진다. 모세 혈관에서는 혈액이 초당 약 1밀리미터의 속도로 서서히 흐르며 전신 세포에 산소와 영양소를 전달한다. 이 역할이 다 끝나면 이번엔 몸속 노폐물과 독소를 회수·처리하면서 정맥을 통해 심장으로 돌아온다.

이처럼 **혈액은 전신 세포에 산소와 영양소를 보급하는 역할과 전신 세포로부터 노폐물과 독소를 회수하는, 한마디로 인간의 생명 유지에 필수적인 역할을 담당하고 있다.**

혈액이 오가는 통로인 혈관이 노화되면, 혈액을 충분히 보내지 못하여 체내에 독소가 쌓이면서 세포가 금세 노화한다.

1장에서는 '무엇을', '어떻게' 먹어야 혈관의 노화를 예방할 수 있는지 소개한다. 또 의학적으로 증명된 '몸에 안 좋은 음식'도 소개하고 있으니, 자신이 매일 먹고 있는 음식을 한번 점검해 보길 바란다.

자, 이제 혈관에 좋은 식습관을 알아보자!

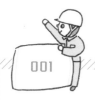

장수 유전자를 활성화시키자

배부르기 전에
숟가락을 내려놓는다

추천도 ★★★★★

'먹는다는 것'은 인생의 즐거움 중 하나다. 맛있는 음식을 배부를 때까지 든든히 먹었을 때, 많은 사람이 행복을 느낄 것이다. 물론 가끔씩은 그런 날도 필요하지만, 건강하게 오래 살고 싶다면 평소엔 '배부르기 전에 숟가락을 내려놓는 것'이 중요하다.

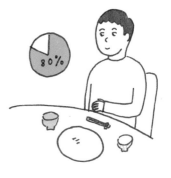

일본의 에도 시대 학자 가이바라 에키켄(1630~1714)은 평균 수명이 50세도 안 되는 시대에 84세까지 살았다. 그가 말년에 쓴 『양생훈』은 건강하게 장수하는 비결을 공개한 것이 화제가 되어 당시 베스트셀러가 되었다고 한다. 『양생훈』에서는 '음식은 인생에서 가장 필요한 것이지만,

과욕을 부리지 않고 절도를 지켜 몸을 기르는 것이 중요하다. 기본적으로 식사량은 80%로 줄이고, 살짝 부족하다 싶은 정도가 적당하며, 과식을 해서 배 속을 전쟁터로 만들어서는 안 된다'고 말한다.

'위장을 80%만 채우기'가 건강에 좋다는 것은 현대 의학의 관점에 비추어 봐도 분명한 사실이다.

배부르지 않게 먹으면 칼로리 섭취를 자연스럽게 줄일 수 있다. 칼로리를 제한하면 물질 속에 존재하는 '서투인'이라는 '장수 유전자'가 활성화되는데, 이 유전자는 혈관의 노화를 방지하는 등 세포 노화를 억제하는 매우 중요한 기능을 한다.

섭취 칼로리를 평소의 70% 수준까지 줄인 벵골원숭이는 평소대로 섭취한 벵골원숭이에 비해 수명이 늘어났을 뿐 아니라 훨씬 어려 보이고 뇌가 활성화되는 효과가 있었다는 연구 결과가 있다. 이는 혈관 건강을 유지함으로써 몸 전체의 건강 상태에 좋은 영향을 준 것이라 볼 수 있다.

또 배부르지 않게 먹으면 당질과 지질의 과잉 섭취를 줄일 수 있다.

당질을 과도하게 섭취하면 혈당치(혈액 속 당질의 양)가 올라간다. 그런데 혈당치는 절대 높아지면 안 된다. 혈액 속에 당질이 과도하게 존재하면 혈관이 서서히 손상되기 때문이다. 당질로 인한 혈관 문제는 당뇨병뿐 아니라 다양한 생활 습관병을 유발하는 원인이 된다.

지질을 과도하게 섭취하면 나쁜 콜레스테롤과 중성 지방이 혈액 속에 축적된다. 나쁜 콜레스테롤은 혈관에 쓰레기를 차곡차곡 쌓아 동맥 경화의 위험성을 높이고, 중성 지방은 나중에 내장 지방으로 바뀐다. 둘 다

메타볼릭 도미노의 시발점이니 주의해야 한다.

이렇게 **매끼 배부를 때까지 먹어 계속 적정 칼로리 이상을 섭취하면 우리 몸은 당질과 지질이 너무 많아져 과도한 부담을 받는다.** 에키켄이 '과식을 해서 배 속을 전쟁터로 만들어서는 안 된다'고 한 말은 바로 이런 상황을 의미한다.

하지만 아무리 '배부르기 전에 숟가락을 놓아야지' 하고 굳게 결심해도 어느새 식욕에 굴복하고 마는 것이 인간인 법. 무리하지 않고 식사량을 줄이고 싶다면 다음과 같은 습관을 들여 보는 건 어떨까?

한 입에 30번 씹기

우리가 '배부르다'고 느끼는 것은 위가 뇌에 '배부르다'는 신호를 보내기 때문이다. 그 신호는 첫 숟가락을 뜬 후 약 20분이 지나야 보내진다. 그래서 밥을 빨리 먹으면 배가 부르다는 신호가 보내지기 전에 정량보다 훨씬 많이 먹을 수 있다. 결국 과식하는 것이다.

한 입 먹었을 때 30번 씹고 넘기자. 그러면 먹는 속도가 저절로 느려지기 때문에 과식을 예방할 수 있다.

식재료를 큼직큼직하게 썰고, 딱딱한 식재료를 넣자

식재료를 큼직큼직하게 썰거나, 딱딱해지도록 조리하거나, 오래 씹어야 하는 식재료를 사용하면 씹는 횟수를 늘릴 수 있다. 저작 활동이 증가하면 침이 많이 나와 소화가 잘되고, 뇌가 활성화되어 치매를 예방하는 효과가 있다.

실생활에서 이를 실천하다 보면, 배부르지 않게 먹는 습관이 자연스럽게 들 것이다. 몸에 좋은 음식을 먹는 것도 중요하지만, 일단은 이것부터 시작해 보자. 금세 몸이 가벼워지고 컨디션이 좋아짐을 느낄 것이다.

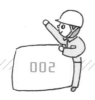

혈당치의 급격한 상승을 억제하자

야채를 먼저 먹고, 탄수화물은 나중에

추천도 ★★

식사할 때는 야채를 먼저 먹고 마지막에 밥이나 빵 같은 탄수화물을 먹자. 이게 바로 '야채 먼저, 탄수화물 나중에' 법칙이다.

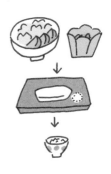

　처음에 식이 섬유가 많은 야채를 먹으면 식이 섬유가 탄수화물에 함유된 당질을 감싼다. 그러면 장에서 당질 흡수가 제대로 이루어지지 않아 혈당이 천천히 오른다. 시금치나 소송채, 브로콜리 등과 같은 야채와 버섯류, 해조류에는 식이 섬유가 풍부하게 들어 있다.

　또 단백질이 많은 고기나 생선 등의 주요리를 먼저 먹고, 그 후에 밥이나 빵 같은 주식을 먹는 것이 바람직하다.

　단백질을 먼저 섭취하면 인크레틴이라는 호르몬이 분비되고, 그 영향으로 인슐린 분비가 증가한다. 인슐린은 당질을 분해하는 데에 필수적인 물질이다. 다시 말해, 탄수화물을 마지막에 먹어야 혈당치가 상승하는 것을 억제할 수 있다.

한마디로 '**야채**(식이 섬유) → **주요리**(단백질) → **주식**(탄수화물)'의 순서로 **먹는 것이 이상적이다.** 코스로 나오는 일본의 가이세키 요리와 프랑스 요리에는 다 이유가 있는 것이다.

다만, 감자류나 호박은 당질을 많이 함유하고 있으므로 야채가 아닌 주식(탄수화물)으로 취급하는 것이 좋다.

일본인은 어릴 적부터 음식을 골고루 먹기 위한 '삼각 식사법(밥·반찬·국을 삼각형을 그리듯 순서대로 먹는 것—옮긴이 주)'에 익숙하다. '삼각 식사법'은 성장기 아이들에게 적합한 식사법이다. 생활 습관병을 예방하기 위해서는 '야채 먼저, 탄수화물 나중에' 방식이 더 효과적이다.

세컨드 밀 효과로 혈당치를 억제하자

적게 먹더라도
하루 세 끼를 유지한다

추천도 ★★★★

최근 하루를 굶는 '프티 단식'과 '1일 1~2식'이
건강에 좋다며 화제가 되었다. 결론부터 말하
겠다. 100세까지 살고 싶다면 '1일 3식', 즉 '하
루 세 끼'를 지켜야 한다.

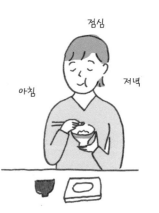

다이어트 목적으로 프티 단식을 하면 근육량
이 줄어 기초 대사량이 떨어지므로 오히려 살
이 찌기 쉬운 체질로 변하고 만다. 또 프티 단
식 후 원래의 식습관으로 돌아오면 혈당치가 급격히 상승해 혈관이 손상
된다(혈당 스파이크). 그런데 이 혈당 스파이크가 반복되면 심근 경색이
나 뇌경색이 발병할 위험성이 커진다.

혈관이 건강할 때는 문제가 없지만, 60세 이후에 프티 단식을 하는 것

은 혈관 건강을 해칠 수 있으므로 추천하지 않는다.

'배부르지 않게 먹는 하루 세 끼'가 가장 건강한 식사법이다.

특히 아침은 꼭 먹자. 단, 아무거나 먹어선 안 된다. 아침 식사는 직후 혈당치는 물론이고 점심 식사 후의 혈당치에까지 영향을 주기 때문이다. 이를 '세컨드 밀 효과'라고 한다. 그렇다면 무엇을 먹으면 좋을까? **아침 메뉴로는 에너지원이 될 탄수화물(당질)과 함께 야채(식이 섬유)를 먹는 것이 좋다.** 그러면 당질 흡수가 천천히 이루어지므로 아침 식사 후 혈당치 상승을 억제할 수 있다.

나아가 세컨드 밀 효과에 의해 점심 식사 후 혈당치 상승까지 억제할 수 있다. **점심 식사에 똑같이 라면을 먹었다고 해도, 아침에 식이 섬유를 먹었느냐 먹지 않았느냐에 따라 점심 식사 후 혈당치까지 달라지는 것이다.**

매일 아침 채소가 듬뿍 들어간 된장국으로 하루를 시작해 보는 건 어떨까?

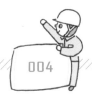

의학적 근거가 있는 장수식을 먹는다

'국 하나, 반찬 셋 그리고 생선'이 기본

추천도 ★★★★

일본 후생노동성이 발표한 「일본인의 식사 섭취 기준」(2020년판)에는 3대 영양소 '단백질, 지방, 탄수화물'을 어느 정도의 비율로 섭취하면 좋은지가 제시되어 있다. 그내용을 보면, 단백질은 13~20%, 지방은 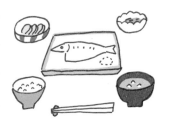 20~30%(단, 포화 지방산은 7% 이하), 탄수화물은 50~65% 정도로 섭취하는 것이 바람직하다. 포화 지방산이란 소나 돼지 등의 비계, 버터 등에 많이 함유된 동물성 지방을 말한다.

하지만 건강을 위해서라며 탄수화물과 지방을 과도하게 제한하는 것은 오히려 역효과를 초래할 수 있다. 탄수화물은 뇌와 몸을 움직이게 하는 필수 에너지원이며, 지방도 세포의 생체막이나 혈액을 구성하는 성분이 되는 등 체내에서 중요한 기능을 한다. '과식'은 좋지 않지만 '지나친 소식(小食)'도 몸에는 똑같이 악영향을 미친다.

3대 영양소는 적절한 양을 적절한 비율로 섭취하는 것이 중요하다.

그러기 위해서는 **주식**(밥이나 빵), **주요리**(어패류, 육류, 달걀, 콩류 제품 등), **밑반찬**(야채나 버섯류, 해조류), **국 종류**, 즉 '국 하나, 반찬 셋(1국 3찬)' 메뉴를 기본으로 하는 것이 바람직하다. 1국 3찬을 먹도록 힘쓰면 3대 영양소뿐만 아니라 미네랄과 식이 섬유 등을 골고루 섭취할 수 있다.

평소에 고기를 자주 먹는다면, 의식적으로 어패류를 늘리자. 특히 정어리나 고등어 같은 등 푸른 생선에는 지방 중에서도 특히 몸에 좋은 EPA가 풍부하게 들어 있다. EPA는 동맥 경화 예방에 매우 효과적이다.

'국 한 그릇, 반찬 세 종류, 그리고 생선'이 기본이다. 옛날부터 일본인들이 당연하게 먹어 왔던 '일식'은 의학적으로도 근거가 있는 장수식이라 할 수 있다.

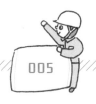

맛국물과 양념을 활용하자

'맛있는 저염식'을 먹는다

추천도 ★★★

'일식'은 2013년 유네스코 무형문화유산에 등
재되어 세계적으로도 주목을 받았다. 당시 일
본 농림수산성이 규정한 '일식'의 정의에는 '영
양학적으로 균형이 잡힌 건강한 식생활'이라
는 문구가 있다.

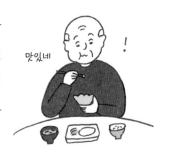

맛있네

　실제로 혈당치와 콜레스테롤 측면에서 봐도
1국 3찬의 일식은 세계에서 손꼽히는 건강식임에 틀림없다.

　다만 일식을 먹으면 '염분 섭취가 증가하는 경향'이 있으므로, 그 점은
주의할 필요가 있다. 전통 일식은 보존성을 중시하기 때문에 건어물이나
절임 등 염분 농도가 높은 음식이 많다. 또 현대인은 과거에 비해 몸을
훨씬 덜 움직이기 때문에 땀으로 염분을 배출할 일이 적다. 그러므로 필

요 이상의 염분은 섭취하지 않도록 조심해야 한다.

그렇다면 염분을 많이 섭취하는 것은 우리 몸에 왜 나쁜 것일까? 염분을 과도하게 섭취하면 혈액 속 나트륨의 농도가 높아진다. 그것을 희석하기 위해 우리 몸은 혈관 안에 수분을 모은다. 그러면 혈액량이 늘어 혈관 내벽이 압박을 받기 때문에 심장은 더 힘차게 혈액을 내보내려 한다. 그 결과, 혈압이 상승해 고혈압이 되는 것이다.

또 나트륨이 혈관 내벽에 쌓여 내벽이 딱딱해지면서 동맥 경화와 고혈압을 유발하기도 한다.

일본 후생노동성이 발표한 「일본인의 식사 섭취 기준」(2020년판)에 따르면, 1일 염분 섭취 목표량은 성인 남성 기준 7.5g(소금 1과 2분의 1 티스푼) 미만, 성인 여성 기준 6.5g(대략 소금 1과 4분의 1 티스푼) 미만이다.

하지만 실제로 성인 남성은 11.0g, 성인 여성은 9.3g이나 섭취한다고 한다(2018년 「국민건강·영양조사 개요」).

세계보건기구(WHO)가 설정한 목표치는 1일 5g 미만이다. 이 수치만 봐도, 일본인이 얼마나 짜게 먹는지 알 수 있다. 일본인들 가운데 고혈압 환자가 많은 이유 중 하나가 바로 염분 과다 섭취이다.

그렇다고 해서 염분을 줄여 싱겁게 먹으면 먹는 즐거움이 사라질 것이므로, '맛있는 저염식'을 추천한다.

맛국물과 양념을 활용하면 무리하지 않고 맛있게 염분을 줄일 수 있다.

일단 맛국물부터 보자. 과립형으로 나온 인스턴트 국물내기용 조미료에는 염분이 다량 함유되어 있으므로 가능한 한 피하길 바란다. 다시마, 가쓰오부시(가다랑어포), 죽방 멸치 등과 같은 천연 재료로 맛을 낸 육수는 감칠맛이 나기 때문에 간을 조금 싱겁게 하더라도 맛있게 먹을 수 있다. 이 과정이 번거로운 사람은 이러한 재료들이 들어 있는 '국물용팩(다시팩)'을 써도 좋다.

다음은 양념이다. 지금까지는 소금이나 간장을 뿌렸다면 이제는 파, 생강, 양하, 차조기 잎, 파드득나물 등으로 만든 양념을 쓰도록 하자. 레몬과 영귤, 유자 등의 감귤류도 활용도가 높다. **소금과는 다른 풍미를 즐길 수 있을 것이다.**

간장은 저염 간장을 선택하자. 분사식 용기에 든 스프레이 간장을 사서 너무 많이 뿌리지 않도록 주의한다. 간장 대신 식초와 폰즈소스, 된장 등을 쓰는 것만으로도 염분을 줄일 수 있다.

'맛있는 저염식'을 먹기 위해서는 또 하나 알아 두어야 할 점이 있다. 바로 야채와 감자류, 뿌리채소류에 많이 함유된 칼륨을 섭취하는 것이다.

칼륨은 염분을 배출시키는 작용을 한다. 염분이 많아 보이는 음식을 먹을 때 칼륨을 함유한 식재료를 함께 먹으면 섭취한 염분이 좀 더 잘 배출된다(단, 신장 질환이 있는 사람은 칼륨을 과도하게 섭취하지 않도록 주의해야 한다).

이렇게 조금만 머리를 쓰면 먹는 즐거움을 놓치지 않으면서도 염분을 줄일 수 있다. 심지어 맛도 훨씬 풍부해지니 일석이조가 아닌가!

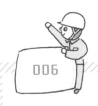

006

모세 혈관을 튼튼하게 하는
물질을 활성화하자

슈퍼 향신료를 사용한다

추천도 ★★★

인간은 혈관과 함께 늙는다. 동맥이나 정맥 같은 굵은 혈관은 물론이고, 전신에 퍼져 있는 모세 혈관의 노화도 우리의 건강을 크게 좌우한다. 모세 혈관이 노화되면 전신 세포에 필요한 산소와 영양소가 제대로 전달되지 못해 다양한 질병과 컨디션 난조를 일으킨다.

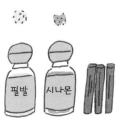

　또 건강한 모세 혈관은 '내피세포'와 '벽세포'가 딱 붙어 있지만, 나이가 들면 접착도가 약해진다. 그러면 그 틈에서 혈장 성분이 모세 혈관 밖으로 새어 나와 모세 혈관이 소실되고 부종이 생긴다.

　혹시 내피세포와 벽세포의 접착을 강화하는 물질인 '타이2(Tie2)'에 대해 들어본 적이 있는가? 타이2를 활성화하면 건강한 모세 혈관을 유지할 수 있다.

여기서는 타이2를 활성화하는 향신료 두 가지를 소개하겠다.

하나는 필발이다. 동남아시아에 자생하는 식물로, 건조시킨 열매는 향신료로 쓰인다. '롱 페퍼', '인도산 후추'라고도 부른다. 일본 오키나와현 등지에서 재배되는 후추속(Piper)의 섬후추는 소키소바(돼지 갈비 소바— 옮긴이)에 향신료로 많이 쓰인다.

필발은 인도의 전통의학서인 『아유르베다』에서 가장 강력한 약초 중 하나이자 장수를 돕는 식물이라고 소개되어 있다. 현대 의학 연구에서도 소화기계와 호흡기계에 작용해 대사를 돕고 냉한 체질을 개선하는 효과가 있다는 사실이 증명되었다.

2008년에 에히메대학교 등의 연구 팀이 체질적으로 몸이 찬 사람들의 손가락 피부 표면 온도를 조사한 결과, **필발을 섭취하면 약 10분 만에 피부 표면의 온도가 눈에 띄게 상승한다**는 사실을 알아냈다. 또 종아리 부종을 개선하는 효과가 있다는 점도 밝혀졌다. 타이2를 활성화하여 모세혈관의 노화를 억제할 수 있었기 때문이다.

필발은 고기나 달걀 요리, 수프, 야채볶음 등 매일 먹는 음식에 후추 대신 조미료로 사용할 수 있어 활용도가 매우 좋다.

또 하나는 시나몬이다. 과자나 커피, 홍차에 향을 입히거나 카레나 샐러드 같은 요리에 숨은 맛을 내는 용도로 사용하는 사람도 많을 것이다. 우리에게 익숙한 <u>시나몬도 타이2를 활성화하는 조미료이다.</u>

시나몬은 녹나무과 상록수의 껍질을 벗겨 말린 것이다. 고대부터 아시아와 지중해 지역에서 혈행을 촉진하고 기침이나 관절염, 감기 등을 치료하는 데 쓰였다. 한방에서는 '계피'라고 부르며, 냉한 체질과 위장 장애 등을 개선하는 생약으로 널리 활용된다.

시나몬은 달달하고 향긋한 풍미가 특징이어서 케이크나 과자에 활용하는 경우가 많은데, 평소에 먹는 음식에도 한번 써 보자. 따뜻한 우유, 커피, 홍차, 요구르트에 넣거나 토스트에 뿌리는 등 설탕이나 버터를 써야 할 경우에 유용하게 쓸 수 있다.

나무껍질을 말아 막대기 모양으로 만든 시나몬도 시중에 판매된다. 시나몬으로 향을 입힌 따뜻한 와인을 마시면 속이 후끈해지면서 몸이 이완되는 효과가 있으므로 추운 겨울철에 특히 추천한다.

필발과 시나몬, 이 두 가지 '슈퍼 향신료'를 적절히 활용하여 모세 혈관을 건강하게 유지하자.

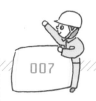

007

오메가3 지방산으로
동맥 경화를 예방하자

질 좋은 기름을 쓴다

추천도 ★ ★ ★

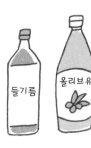

3대 영양소 중 하나인 지질로 분류되는 '기름(지방)'은 전신 세포막의 구성 성분이 되는 등 젊고 건강한 몸을 유지하기 위해서는 꼭 필요한 영양소이지만, 나쁜 콜레스테롤의 원료가 되거나 중성 지방을 늘리기도 한다. 즉, '몸에 반드시 필요한 영양소이지만, 과도하게 섭취하면 악영향을 미친다'는 뜻이다.

　여기서 중요한 것은, 기름에는 '피해야 할 기름'과 '열심히 먹어야 할 기름'이 있다는 점이다. 현대인은 '피해야 할 기름'을 너무 많이 섭취하고 있으며, 반대로 '열심히 먹어야 할 기름'은 부족한 상태이다.

　피해야 할 기름은 마가린이나 쇼트닝 같은 '트랜스 지방산'과 샐러드유나 옥수수유 같은 '오메가6(오메가 식스) 계열 불포화 지방산'이다.

트랜스 지방산은 좋은 콜레스테롤을 줄이고 나쁜 콜레스테롤을 늘린다. 오메가6 기름(리놀레산)에서 생성되는 AA(아라키돈산)는 인체에 꼭 필요한 필수 지방산이지만, 과도하게 섭취하면 세포에 염증을 일으켜 노화를 촉진한다.

피해야 할 기름에 관해서는 습관 31과 32에서 자세히 설명하겠다.

열심히 먹어야 할 기름은 '오메가3(오메가 스리) 계열 불포화 지방산'이라 **불리는 기름으로, 들기름이나 아마씨유 등이 해당된다.** 오메가3는 중성지방을 분해하거나 콜레스테롤을 적정 수준으로 조정해 주는 역할을 한다. 또 오메가6에 의해 유발되는 세포 염증을 억제하는 기능도 있다.

오메가3는 체내에서 에이코사펜타엔산(EPA)과 도코사헥사엔산(DHA)으로 전환된다. 이 두 가지는 영양제로 유명한데 정어리나 고등어, 전갱이 같은 등 푸른 생선에 들어 있는 기름과 같다.

오메가6와 오메가3 모두 체내에서 합성하지 못하는 '불포화 지방산'이므로 음식을 통해 섭취해야 한다.

단, 두 가지의 섭취 비율이 중요하다. 일본지질영양학회에서는 오메가6와 오메가3의 이상적인 섭취 비율을 약 2 대 1로 보고 있다. 오메가6는 육류나 튀김, 가공식품, 과자, 샐러드유를 사용한 요리 등에 다량 함유되어 있으므로, 알게 모르게 많은 양을 섭취하고 있다. **반면에 등 푸른 생선을 먹을 기회가 줄어든 일본인은 오메가3 섭취량이 압도적으로 부**

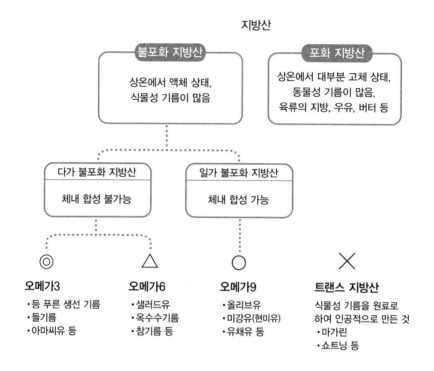

• 기름의 종류 •

지방산

불포화 지방산

상온에서 액체 상태,
식물성 기름이 많음

포화 지방산

상온에서 대부분 고체 상태,
동물성 기름이 많음.
육류의 지방, 우유, 버터 등

다가 불포화 지방산

체내 합성 불가능

일가 불포화 지방산

체내 합성 가능

◎
오메가3
•등 푸른 생선 기름
•들기름
•아마씨유 등

△
오메가6
•샐러드유
•옥수수기름
•참기름 등

○
오메가9
•올리브유
•미강유(현미유)
•유채유 등

✕
트랜스 지방산
식물성 기름을 원료로
하여 인공적으로 만든 것
•마가린
•쇼트닝 등

족한 상태다.

오메가3는 혈관을 부드럽게 만들어 주어 동맥 경화 및 다양한 생활 습관병을 예방하는 효과가 있다. 또 체내에서 DHA로 전환되므로 뇌 기능을 활성화하여 치매를 예방하는 효과도 기대할 수 있다.

매일 등 푸른 생선을 먹는 것이 가장 이상적이지만, 그럴 수 없는 사람도 많을 것이다. 그렇다면 오메가3가 든 기름을 사용해 보자. 들기름이나 아마씨유는 샐러드 드레싱으로도 사용할 수 있고, 된장국이나 수프 등에 조금 첨가해도 좋다.

단, 오메가3 기름은 쉽게 산화되므로 가열하지 않는 것이 좋다.

가열 조리에도 강하고 건강 면에서도 추천할 만한 것은 '오메가9(오메가나인) 계열 불포화 지방산'에 속하는 올리브유다. 올리브유는 항산화 작용이 뛰어나며 나쁜 콜레스테롤을 줄이는 기능도 있다. 오메가3 기름과 함께 쓰면 그야말로 금상첨화다.

좋은 기름은 '오메가3'와 '오메가9'이라는 사실을 잊지 말자!

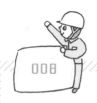

008

노릇노릇한 갈색 음식이
우리 몸의 '당화'를 촉진한다

고기는 굽거나 튀기지 않는다

추천도 ★★★

최근 항노화 의학계에서는 최종당화산물(AGEs)
이 노화를 촉진하는 큰 요인 중 하나라는 사실
에 주목하고 있다. 최종당화산물은 체내의 단백
질이 당류와 결합하고, 그것이 체온에 의해 '타
면서' 생기는 물질이다. 우리는 이러한 현상을
'당화'라고 한다.

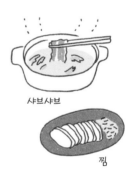

샤브샤브

찜

　우리 몸은 대부분 단백질로 이루어져 있으므로, 몸 전체의 수많은 조직
에서 당화가 일어나고 최종당화산물이 축적된다. 그런데 최종당화산물
은 한번 축적되면 수십 년간 분해되지 않은 채 체내에 남아 노화와 질병
을 유발한다.

　최종당화산물이 혈관에 축적되면 심근 경색과 뇌경색, 뼈에 축적되면

골다공증, 눈에 축적되면 백내장과 망막증, 신장에 축적되면 신장애를 일으킨다. 또 연구 결과, 최종당화산물이 많이 축적된 사람은 경도 인지 장애(치매 전 단계)를 보인다는 사실도 밝혀졌다. 피부에 쌓이면 기미가 되고, 피부 탄력성을 잃어 주름이 생기기도 한다.

최종당화산물은 모든 조직과 혈관에 침투해 탄력성을 없애는 매우 무서운 물질이다. 나이가 들면서 체내에서 만들어지는 물질인데, 실은 음식을 통해 몸 안에 들어오는 경우가 매우 많다.

당화를 진행시키는 성분으로 대표적인 것이 바로 주스나 과자 등에 들어가는 '과당액당', '과당포도당액당' 같은 인공 감미료이다. 이러한 인공 감미료는 자연에서 얻어지는 포도당보다 10배 빠른 속도로 체내 단백질과 결합해 최종당화산물을 증가시킨다.

이러한 특정 식품만 최종당화산물을 증가시키는 것은 아니다. 같은 식재료를 쓰더라도 조리법에 따라 최종당화산물의 함유량이 달라질 수 있다.

모든 식품이 해당되지만 그중에서도 고온으로 조리된 식품, 즉 노릇노릇하게 조리되어 '갈색으로 변한 부분'이 많을수록 최종당화산물은 많아진다. '갈색으로 변한 부분'을 먹어 체내에서도 '갈색 부분'이 늘어나는 것이다.

다음 장에 나오는 표를 보자. 조리법에 따라 최종당화산물의 양에 큰

식품명(조리법)	AGEs 수치(ku/100g)
소고기(생고기)	707
소고기(스테이크/레어)	800
소고기(스테이크/프라이팬)	10,058
소고기(직화로 굽기)	7,497
프랑크푸르트 소시지(직화로 굽기)	11,270
프랑크푸르트 소시지(삶기)	7,484
햄버거	5,418
닭고기(삶기)	957
닭고기(굽기/프라이팬)	4,938
닭고기(튀기기)	9,732
닭고기(찌기)	769
닭고기(통구이바비큐/껍질째)	18,520
베이컨	91,157

차이가 있음을 알 수 있다. 무서운 점은 가열 온도에 비례해 최종당화산물이 늘어나는 것이 아니라 튀기거나 볶는 등 고온으로 단시간 조리할 때 단숨에 늘어난다는 것이다.

일반적으로 **최종당화산물의 양은 '날것 → 찜 → 삶음/조림 → 볶음/구이 → 튀김' 순으로 높아진다.**

생선을 예로 들자면, 회→생선찜→생선조림→생선구이→생선튀김 순으로 당화 위험이 높아진다는 것이다. 고기 요리를 한다면 스테이크보다는 샤브샤브로, 군만두보다는 물만두로, 튀기기보다는 삶아서 먹어야 최종당화산물을 줄일 수 있다.

물은 끓여도 100도까지밖에 오르지 않는 데 반해, 기름은 200도를 넘기기도 하므로 기름으로 조리하면 당화가 가장 빨리 이루어진다. 그렇기 때문에 튀긴 것을 한 번 더 튀기는 건 그야말로 최악 중 최악이다.

최종당화산물이 축적되지 않도록 하려면 다양한 조리법을 이용하고, 기름을 사용한 요리를 줄이며, 두 번 튀기지 않고, 타거나 갈색으로 변한 부분은 잘라내고 먹는 습관을 들여야 한다. 최근 유행하는 '수비드 조리법(저온으로 장시간 조리하는 방법)'을 활용해 보는 것도 좋겠다.

또 **식초에는 최종당화산물의 축적을 억제하는 효과가 있으므로**, 튀김을 먹을 때는 식초가 들어간 음식을 함께 먹는 것이 좋다.

009

기준을 정해 과식을 피하자

하루 적정 칼로리를
유지한다

추천도 ★ ★

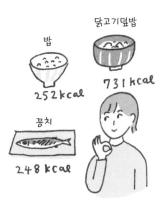

일본 농림수산성이 제시한 하루 권장 칼로리는 18~69세의 사람 중 신체 활동량이 적은 남성은 2,200kcal 전후, 신체 활동량이 많은 남성은 2,400~3,000kcal, 신체 활동량이 적은 여성은 1,400~2,000kcal, 신체 활동량이 많은 여성은 2,200kcal 전후이다.

닭고기덮밥
731kcal

밥
252kcal

꽁치
248kcal

다만, 체격에는 개인차가 있으므로 적정 칼로리는 사람에 따라 다르다. 당뇨병 식사 요법을 참고하여, 다음과 같은 식으로 자신에게 맞는 적정 칼로리를 계산할 수 있다.

❶ 이상적인 체중을 계산한다.

신장(m) × 신장(m) × 22 = 이상적인 체중(kg)

❷ 매일 활동량을 선택한다.

• 집에서 보내는 시간이 많고, 운동을 거의 하지 않음: 25kcal

• 산책 같은 가벼운 운동을 하고, 서서 일하는 시간이 많음: 30kcal

• 몸을 많이 움직이고, 중노동 수준의 업무가 많음: 35kcal

❸ 하루 섭취 칼로리를 계산한다.

이상적인 체중 × 활동량 = 하루 적정 섭취 칼로리

예를 들어 신장이 160cm(1.6m)이고 거의 운동을 하지 않는 사람의 이상적인 체중은 1.6×1.6×22=56.32kg이며, 여기에 활동량 25를 곱하면 1,408kcal가 된다. 세 끼 합쳐 1,408kcal을 섭취하는 것이 이상적이라는 셈이다.

물론 이것은 기준치이므로 다소 초과해도 상관은 없지만, 아마도 배부르게 먹었을 때의 총 칼로리를 계산하면 거의 대부분이 기준치를 훌쩍 뛰어넘었을 것이다. 위장을 80%만 채운다는 느낌으로 먹는 것이 적정 칼로리라는 점을 기억하며, 과식하지 않도록 주의하자.

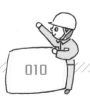

010

동기 부여를 유지하는 비결

일주일에 한 번 치팅 데이를 갖는다

추천도 ★★

사람에 따라서는 지금까지 소개한 습관을 실천
하는 것만으로도 엄청난 다이어트 효과를 볼 수
있을 것이다.

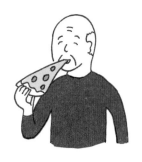

　다만, 이제껏 식사에 전혀 신경 쓰지 않고 살
아온 사람은 배부르게 먹지도 못하고 좋아하는
음식(예: 튀김 등)을 마음껏 먹을 수도 없어 스트레스를 받을지도 모른다.
그런 사람이 무리해서 실천하다 보면, 어느 순간 더 이상 참지 못하고 폭
식하게 될 가능성이 있다. 폭식은 혈당 스파이크를 일으켜 혈관을 손상
시키므로, 절대 해서는 안 된다.

　그래서 '일주일에 한 번(한 끼), 먹고 싶은 것을 먹는 날', 즉 치팅 데이
(cheating day)를 두는 것을 추천한다. 그날만큼은 고기와 튀김, 라면 등

1장 · 식사

자신이 먹고 싶은 음식을 배가 터질 때까지 먹어도 괜찮다.

치팅 데이는 건강한 습관을 꾸준히 지속할 수 있는 동기 부여가 된다. 매주 일요일을 치팅 데이로 정하면 다가올 일요일을 생각하며 건강한 식생활을 즐겁게 실천할 수 있을 것이다.

또 치팅 데이에 좋아하는 음식을 먹으면 신진대사도 높아진다. 예전보다 섭취 칼로리가 줄면 우리 몸은 자연스럽게 '에너지 절약 모드'로 전환되어 에너지와 수분을 몸에 저장하려고 하므로 신진대사가 떨어진다.

그러니 정기적으로 좋아하는 음식을 배부를 때까지 먹어서 우리 몸이 '영양이 충분하다'라고 착각하도록 만들어야 신진대사를 높일 수 있다.

다만, 치팅 데이에도 폭음과 폭식은 피해야 한다. 일주일에 한 번 느끼는 이 소중한 '포만감'을 즐기자.

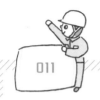

011

이소플라본과 에쿠올의 위력

콩류 식품을 섭취한다

추천도 ★★★★

노화 속도를 늦추는 데 효과적인 음식이 있다. 가장 먼저 추천하고 싶은 것이 두부, 낫토, 유부, 삶은 콩 등의 콩류 식품이다. 삶은 콩은 통조림으로 된 제품도 있다.

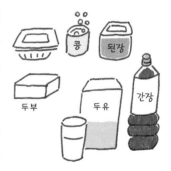

콩에 함유된 '이소플라본'이라는 성분은 여성 호르몬인 에스트로겐과 구조가 매우 비슷하다. 그래서 여성 호르몬과 비슷한 기능을 하며, 여성 갱년기 증상을 완화하거나 골다공증을 예방하는 효과가 있다.

일본 여성은 서양 여성에 비해 홍조, 빈맥, 발한과 같은 갱년기 증상이 덜하다고 한다. 그 원인 중 하나가 평소에 콩류 식품을 먹는 횟수가 서양 여성들에 비해 많기 때문이라 추측할 수 있다. 갱년기 증상으로 고민인 사람은 콩류 식품을 평소에 잘 챙겨먹고 있는지 점검해 보자.

또 많은 연구에 의해 **이소플라본이 혈관 탄력성을 유지·개선하고, 혈관 노화를 예방한다**는 사실이 증명되었다. 나쁜 콜레스테롤과 중성 지방을 감소시키는 기능도 있어, 메타볼릭 도미노의 진행을 막는 '거대한 모래주머니' 역할도 한다.

콩의 위대함은 이뿐만이 아니다. 최근 연구에 따르면, 이소플라본이 분해되면서 생기는 '에쿠올'이라는 물질이 이소플라본보다 더 건강에 좋다고 한다.

에쿠올은 이소플라본 중 하나인 다이드제인이 장내 미생물의 효소 작용으로 대사되면서 만들어지는 물질이다. **이소플라본과 마찬가지로 갱년기 증상과 뼈 대사를 개선하고, 폐경 후 여성의 대사 증후군을 예방하며, 피부 노화를 억제하는 등의 기능을 하는데, 에쿠올의 항산화 작용이 이소플라본보다 몇 배나 강하다.** 그래서 에쿠올은 '항노화의 구세주'로 주목받고 있다.

다만 안타깝게도 모든 사람이 에쿠올을 생성할 수 있는 것은 아니라고 한다. 인간은 보통 100가지 종류 이상의 장내 세균을 보유하는데, 모두가 똑같은 종류를 갖고 있는 것은 아니다. 어떤 장내 세균을 보유하는가는 태어났을 때의 환경과 유전에 의해 결정되므로, 출생 후 바로 정해진다고 할 수 있다.

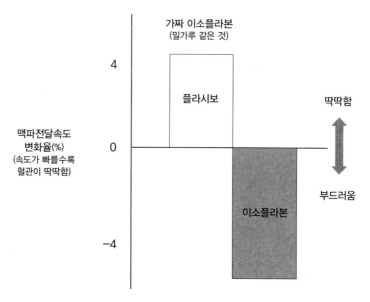

가짜 이소플라본
(밀가루 같은 것)

4

플라시보

딱딱함

맥파전달속도
변화율(%)
(속도가 빠를수록
혈관이 딱딱함)

0

부드러움

이소플라본

−4

※출처: Teede HJ 외 Arterioscler Thromb Vasc Biol, 2003년

에쿠올을 만들어내는 장내 세균 중 이미 밝혀진 것은 약 15가지 종류인데, 이 장내 세균들을 갖고 있지 않은 사람은 이소플라본을 섭취해도 에쿠올이 생성되지 않는다.

일본인의 경우, 에쿠올을 생성할 수 있는 사람과 그렇지 못한 사람의 비율이 1 대 1이라는 말이 있다. 나는 항노화 검진을 받는 수진자 152명(남성 61명, 여성 91명, 평균 연령 69세)의 협조를 얻어 소변 속 에쿠올 함유량을 측정했다. 측정 결과, 60명이 에쿠올을 갖고 있었다. 비율로 따져 보면 약 40%이다. 일본인 2명 중 1명 정도가 에쿠올을 생성한다고 추정된다.

그밖에도 검사를 통해 놀랄 만한 사실을 알아냈다. **에쿠올을 생성할 수 있는 사람은 에쿠올을 생성하지 못하는 사람에 비해 혈관 나이가 열 살이나 어렸다는 것이다. 또 인지 기능 검사 점수가 높다는 사실도 밝혀졌다.**

에쿠올을 생성할 수 있는지 여부는 병원이나 시판되고 있는 소변 검사 키트로 알아볼 수 있다. 만약 에쿠올을 생성하지 못한다는 사실을 알게 되더라도 비관할 필요는 없다. 조사해 보니, 에쿠올을 생성할 수 없다고 나온 사람 중에서도 '에쿠올 산생균이 0은 아닌 경우'가 많았기 때문이다.

술을 계속 마시다 보면 점점 주량이 느는 것처럼, 콩류 식품을 평소에 잘 챙겨 먹다 보면 점점 에쿠올을 생성할 수 있는 몸으로 바뀔 가능성도 충분히 있다.

에쿠올을 생성할 수 없더라도, 이소플라본 자체가 건강에 좋다는 점에는 변함이 없으므로 꾸준히 콩류 식품을 섭취하는 것이 좋다. 요즘은 콩을 원료로 한 에쿠올 영양제도 시중에 많이 나와 있으니 먹어 보는 것도 나쁘지 않을 듯하다.

'이소플라본이 여성 호르몬을 대신한다'고 하니까 콩류 식품이 여성들에게만 좋을 거라고 생각하는 사람도 있을 텐데, 꼭 그렇지만은 않다. 남성 노화를 예방하는 데도 콩류 식품은 매우 효과적이다.

60세 이상의 남성 2명 중 1명은 전립샘 비대증을 앓고 있다고 한다. 전립샘 비대증은 잔뇨감이 있고, 한밤중에 소변이 마려우며, 소변이 마려운데도 막상 잘 나오지 않아 괴로운 질환이다. 그런데 **이소플라본에는 전립선이 비대해지지 않게 예방하는 효과가 있다고 한다.**

진립샘 비대증은 남성 호르몬인 테스토스테론과 관련이 있다. 테스토스테론은 전립샘 안에서 디하이드로테스토스테론(DHT)이라는 호르몬으로 전환된다. DHT는 생식기 발달에 관여하는 호르몬인데, 중년기 이후의 남성들에게는 탈모(AGA), 피지 분비, 전립샘 비대증을 일으키는 골치 아픈 호르몬이다.

이소플라본은 DHT의 작용을 억제하는 효과가 있다. 이소플라본 자체가 여성 호르몬의 기능을 대신하는 효과가 있으니, 그 작용으로 인해 남성 호르몬인 DHT의 작용을 억제할 수 있는 것이다. 그러니 중년기 이후의 남성도 콩류 식품을 열심히 먹어야 한다.

이처럼 콩류 식품은 남녀 모두에게 노화 억제 측면에서 도움이 된다. 다만, 부인과 암에 걸려 항암 치료를 받고 있는 여성이나 전립샘암에 걸린 남성에게는 역효과일 수 있으니, 그 점은 주의해야겠다.

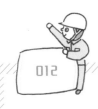

012

세계에서 제일
비타민 K가 많은 식품

낫토를 먹는다

추천도 ★★★★

콩으로 만든 식품 중에서는 특히 낫토를 추
천한다. 낫토에는 비타민 K가 풍부하게 함
유되어 있는데, 최근 연구에서 **비타민 K에
골다공증이나 골절의 위험성을 낮추는 효과
가 있다는 사실**이 밝혀졌다.

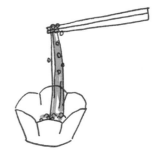

　2008년 일본 내 12개 지역에서 대퇴골 근
위부 골절 발생률과 4가지 영양소(칼슘, 마그네슘, 비타민 D, 비타민 K) 섭
취량의 관계를 분석한 연구가 이루어졌다. 연구에 따르면 가장 관련성이
높은 영양소가 비타민 K였다.

　흥미롭게도 동일본 지역이 서일본 지역에 비해 골절 발생률이 낮다고
한다. 구체적인 인과 관계는 밝혀지지 않았지만, 낫토 섭취량이 동일본

지역이 더 많다는 점을 감안하면 낫토를 많이 먹어 골절 위험성이 더 낮은 것이 아닐까 추측해 볼 수 있다.

실제로 폐경이 된 1만 7,699명을 대상으로 약 15년에 걸쳐 진행한 조사에서, 낫토를 일주일에 1팩 미만 먹은 사람과 비교했을 때 1~6팩 먹은 사람, 7팩 이상 먹은 사람과 같이 섭취량이 많을수록 골다공증으로 골절될 위험이 낮아진다는 결과가 나왔다.

비타민 K는 뼈 건강을 지켜 줄 뿐만 아니라 동맥 경화를 예방하고, 당뇨병에 걸릴 위험성을 낮추며, 순환기 질환이나 전립샘암에 의한 사망 위험성을 줄이는 등의 다양한 효과가 있다. 물론 낫토를 먹으면 이소플라본의 효과 또한 기대할 수 있다.

낫토는 세계에서 제일 비타민 K를 많이 함유한 식품이다. 1팩만 먹어도 하루 목표 섭취량을 채울 수 있다. 낫토를 못 먹는 게 아니라면, 매일 챙겨 먹도록 노력해 보자.

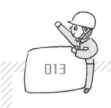

013

혈관 나이를 되돌리는
마법의 간식

견과류를 챙겨 먹는다

추천도 ★★

하루 세 끼를 '배부르지 않게' 먹으면 아
무래도 중간에 출출해서 간식이 먹고 싶
어질 때가 있다. 그럴 때는 과자 말고
'믹스 너츠'를 먹자. 믹스 너츠는 땅콩,
호두, 아몬드 등 여러 가지 견과류를 동
시에 섭취할 수 있다는 장점이 있다.

호두　캐슈너트　아몬드
헤이즐넛
피스타치오　마카다미아

　이러한 견과류에는 **양질의 불포화 지방산이 풍부하게 들어 있어, 나쁜
콜레스테롤을 줄이고 좋은 콜레스테롤을 늘리는 효과가 있다.** 또 강력한
항산화 작용을 하는 비타민 E, 식이 섬유, 아연, 칼륨, 마그네슘 등 현대
인에게 결핍되기 쉬운 미네랄도 풍부하게 들어 있다.

　게다가 아무것도 가미하지 않고 그냥 볶기만 한 견과류는 염분이 적고

저당질 식품이라 혈당치 상승을 억제할 수 있다. 조금만 먹어도 포만감이 들기 때문에 간식으로 먹기에 딱 좋다.

호두가 혈관 탄력성을 개선하고 혈관 나이를 젊게 되돌리는 작용을 한다는 사실은 의학적으로도 이미 증명되었다. 아몬드를 꾸준히 먹었을 때 신체 당화도를 보여 주는 최종당화산물이 20%나 감소했다는 연구 결과도 발표된 바 있다.

또 피스타치오가 이상 지질 혈증 환자의 혈압을 낮추는 작용을 한다는 사실도 밝혀졌다. 피스타치오는 견과류 중에서도 특히 영양가가 높아서 '견과류의 여왕'이라고 불린다(참고로 '견과류의 왕'은 마찬가지로 영양가가 높은 마카다미아이다). 피스타치오는 칼륨 함유량이 많아, 체내에 남은 염분을 체외로 배출하여 고혈압을 예방하는 효과가 있다.

최근에는 건강에 좋은 견과류로 '사차인치'가 주목을 받고 있다. 아마존이 원산지인 사차인치는 아마씨유나 들기름, 등 푸른 생선만큼 오메가3가 풍부하고, 비타민 E도 풍부해 슈퍼 푸드로 기대를 모으고 있다. 참고로 사차인치는 녹색의 별 모양 식물로 '잉카의 보석'이라고도 불린다.

영양가가 높고 혈관 탄력성을 개선한다는 점 외에 견과류가 위대한 이유는 또 있다. 아직 연구 단계이지만, **견과류에 들어 있는 불포화 지방산이 체내에서 오토파지를 활성화한다**는 사실이 밝혀진 것이다.

오토파지(Autophagy, 자가 포식)란 쉽게 설명해 세포 내의 노화된 단백

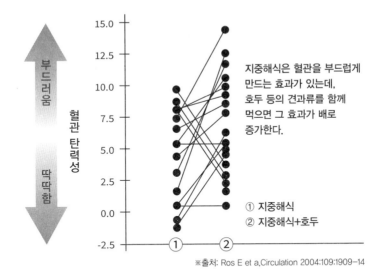

· 혈관 나이를 젊게 되돌리는 견과류 ·

지중해식은 혈관을 부드럽게 만드는 효과가 있는데, 호두 등의 견과류를 함께 먹으면 그 효과가 배로 증가한다.

① 지중해식
② 지중해식+호두

※출처: Ros E et a,Circulation 2004:109:1909-14

질을 분해하여 새로운 것으로 재활용하는 시스템을 말한다. 세포가 안에 서부터 새롭게 거듭나는 시스템이라 생각하면 된다. **오토파지에 의해 혈관 세포가 새롭게 재생산될 수 있다면 다양한 생활 습관병, 치매, 피부나 근육 등의 노화 방지에 효과가 있을 것으로 보인다.**

이처럼 무염 믹스 너츠는 건강 장수가 목표인 사람에게는 더할 나위 없이 좋은 식품이다. 하지만 아무리 몸에 좋다고 해도 한 번에 많이 먹는 것은 좋지 않다. 볶은 믹스 너츠는 한 줌(약 28g) 정도가 적당하다. 그 정도면 꾸준히 매일 먹을 수 있고, 출출할 때 포만감도 느낄 수 있다.

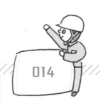

014

전 세계가 인정한
최강의 항산화 음식

마늘을 먹는다

추천도 ★★★★

항노화와 관련해 외래 진료를 할 때 자신 있게 추천하는 식재료 중 하나가 '마늘'이다. **마늘은 혈관 나이를 젊게 되돌리며, 항산화 작용이 뛰어난 훌륭한 식재료**다.

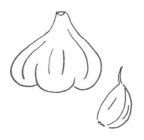

마늘이 혈관 나이를 젊게 되돌린다는 사실은 1997년에 증명되었다. 순환기 분야에서 권위 있는 의학지인 《서큘레이션》에 갈릭(마늘) 파우더 섭취와 혈관 탄력성에 대해 조사한 논문이 실린 것이다.

논문에 따르면, 갈릭 파우더를 매일 300mg 먹는 그룹과 먹지 않는 그룹(각각 약 200명)을 2년에 걸쳐 추적 조사한 결과, **마늘을 먹은 사람의 혈관 탄력성이 확연히 뛰어났다**고 한다(다음 장 그래프 참조).

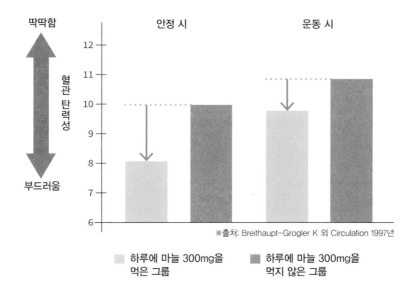

· **마늘을 먹으면 혈관 나이가 어려진다** ·

딱딱함

혈관 탄력성

부드러움

안정 시

운동 시

※출처: Breithaupt-Grogler K 외 Circulation 1997년

◼ 하루에 마늘 300mg을 먹은 그룹   ◼ 하루에 마늘 300mg을 먹지 않은 그룹

이는 마늘의 유효 성분이 혈관의 내피세포에 영향을 주어, 혈관을 부드럽게 만들어 주는 일산화질소(NO)의 분비를 촉진시켰기 때문이라고 볼 수 있다.

마늘은 체력 증진과 자양 강장에 효과가 있는 식재료인데, 혈관을 젊게 되돌리는 데도 큰 영향을 미친다.

그뿐만이 아니다. 마늘은 항산화 작용을 하는 비타민 C, 비타민 E, 알리인, 알리신, 디아릴3 황화물, 디아릴2 황화물 등과 같은 항산화 물질을 다량 함유하고 있다.

항산화 작용이란 몸이 산화하는(=녹스는) 것을 막는 작용이다. '산화'는 '당화'와 함께 노화를 진행시키는 큰 원인이다.

산화는 호흡 과정에서 들어온 산소의 일부가 '활성 산소'로 변하면서 일어난다. 원래 활성 산소는 체내에 침투한 바이러스나 세균 등으로부터 몸을 보호하는 유용한 물질이다.

하지만 과도하게 많아지면 건강한 세포까지 공격해 노화를 촉진시키며, 암 발병과도 큰 관련이 있다. '몸이 산화한다(=녹슨다)'는 말은 바로 이런 것을 가리킨다.

그런데 마늘에 들어 있는 항산화 물질은 체내에 과도하게 축적된 활성 산소를 제거해 준다. 미국 국립암연구소가 발표한 「디자이너 푸드」를 보면, 마늘은 암 예방 효과가 있는 음식으로 최상위에 랭크되어 있다. 마늘의 항산화 작용을 전 세계가 인정한 셈이다.

개인적으로 마늘이 들어간 음식을 좋아하는데, 마늘을 통째로 포일로 싸서 굽거나, 볶음밥이나 파스타에 넣어 먹는다. 마늘 외에도 항산화 작용이 뛰어난 식재료가 많다. 이는 습관 20에서 살펴보겠다. 당화뿐 아니라 산화까지 예방하고 싶다면, 꼭 마늘을 넣어 요리해 보자.

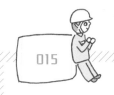

015

혈관을 부드럽게 만드는

등 푸른 생선을 먹는다

추천도 ★★★★★

20여 년 전, 내가 의사가 되었을 때만
해도 '정어리기름이 동맥 경화를 예방
한다'고 주장하는 의사는 거의 없었
다. 순환기를 전문으로 하는 일부 의
사들이 정어리나 고등어 같은 등 푸른

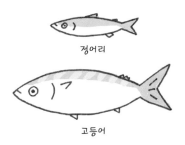

정어리

고등어

생선 안에 들어 있는 불포화 지방산인 '에이코사펜타엔산(EPA)'에 혈액을
묽게 하는 효과가 있으니 동맥 경화를 예방할 수 있을 것이라 추측했고,
나도 그런 의사 중 하나였다.

시간이 흐르면서 이 사실이 전 세계의 역학 연구를 통해 밝혀졌다.

EPA가 주목을 받게 된 계기는 덴마크령 그린란드에 사는 이누이트
(Innuit, 북극해 연안에서 사냥과 낚시를 하며 사는 사람들로 흔히 에스키모

라 부르기도 한다—옮긴이 주)가 덴마크에 사는 백인에 비해 심장 질환으로 사망할 확률이 압도적으로 낮다는 사실이 드러났기 때문이다. 이누이트가 정어리 같은 등 푸른 생선을 많이 먹는다는 점을 근거로 하여, EPA 섭취량이 많을수록 심장 질환을 예방하는 효과가 있다는 사실이 밝혀진 것이다.

그 후 일본에서 'JELIS(Japan EPA Lipid Intervention Study)'라는 대규모 임상 연구가 이루어졌고, 그 결과 EPA는 '항혈소판 작용, 즉 혈액을 묽게 하는 작용'을 하기 때문에 혈관 건강을 유지하고 동맥 경화를 예방하는 효과가 있다는 사실이 증명되었다. 이 결과는 미국 심장학회 학술대회에서도 크게 다루어져 2007년 세계적인 의학지 《랜싯》에도 실렸다.

지금은 '등 푸른 생선에 든 EPA가 혈관에 좋다'는 사실이 일반인들에게도 널리 알려져 있지만, 사실 의학적으로 증명된 것은 10여 년 전에 불과하다. 이러한 사실을 바탕으로, 일본의 제약 회사가 페루 앞바다에서 건져 올린 멸치에서 EPA만을 추출해 순도 99%의 약을 만들었다. 이 약은 현재 순환기 질환의 치료제로 없어서는 안 되는 약이 되었다. 20년 전에는 상상도 못 했던 일이다.

병에 걸리기 전에 미리미리 정어리나 고등어 같은 등 푸른 생선을 열심히 먹으면 혈액 속의 EPA 양이 늘어나 동맥 경화를 예방할 수 있다.

현대 의학으로는 체내에 존재하는 EPA 양을 측정하는 것도 가능하다. 혈액 속 EPA와 고기의 지방 속에 다량 함유된 '아라키돈산(AA)'의 농도의 비율로 알아보는 것이다. 이를 'EPA/AA비'라고도 하는데, EPA/AA비는 EPA의 수치를 AA의 수치로 나눈 값이다. 숫자가 클수록 EPA의 비율이 높다는 뜻이다. 일본인의 평균이 대개 0.5 정도인데, 서양인은 0.1 미만이라고 한다. 그런데 **문제는 식생활이 서구화됨에 따라 일본인의 'EPA/AA비'가 감소하고 있다는 사실이다.**

외래 환자 중에 'EPA/AA비'가 0.1 미만인 사람이 있었다. 이야기를 들어 보니, 등 푸른 생선을 거의 먹지 않고 매일 육류와 가공식품, 과자 등을 먹는다고 했다. 한마디로 아라키돈산을 증가시키는 식생활을 했던 것이다. 혹시 이 말에 뜨끔했다면, 하루에 한 끼 정도라도 등 푸른 생선을 먹는 습관을 들여 보자.

EPA는 혈관 노화를 억제할 뿐 아니라 자외선에 의한 피부 노화를 예방하는 데에도 위력을 발휘한다. 피부 속 콜라겐 성분이 노화되는 것을 EPA가 막아 주기 때문이다.

또 등 푸른 생선을 먹으면 DHA까지 동시에 섭취할 수 있다. 알다시피 DHA는 '뇌 기능을 높이는' 성분이다. 도호쿠대학교가 65세 이상의 일본인 약 1만 3,000명을 대상으로 실시한 연구에 의하면, **생선을 많이 먹을수록 치매에 걸릴 위험성이 낮다고 한다.**

이 책을 읽고 있는 독자들 중에는 등 푸른 생선을 못 먹는 사람도 있을 텐데, 지금은 EPA와 DHA가 든 영양제도 잘 나온다. 음식으로 보충할 수 없는 영양소는 영양제로 섭취하도록 하자.

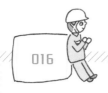

근육을 형성하는
필수 아미노산의 보고

달걀을 먹는다

추천도 ★★

노화 현상의 일종인 사르코페니아(근육감소
증)는 신체적 노쇠(허약)의 원인이 되며 수명
을 단축하는 원인이 되기도 한다.

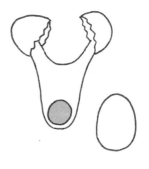

왜 나이가 들면 근육이 감소하는 걸까? 이는
음식을 통해 섭취하는 단백질(체내에서 아미노
산으로 전환)이 체내에 들어와 근육 조직에 도
달해 봤자 근육이 형성되기 힘들기 때문이다.

단, 적절한 아미노산을 다량 섭취하면 고령자의 근육 세포에서도 근육
합성이 활발히 이루어진다고 한다. 나이를 먹을수록 단백질(아미노산)을
충분히 섭취해야 하는 것이다.

아미노산 섭취가 사르코페니아 예방으로 이어진다는 사실은 다음 연구

를 통해 밝혀졌다.

고령인 남녀 95명을 대상으로 11가지 종류의 아미노산을 혼합한 영양제를 3개월간 먹도록 하고 보행 능력과 근력을 비교했더니, 아미노산을 섭취한 그룹은 보행 능력이 개선되고 근력이 증강되었다. 연구 결과, **근육 증강에 가장 중요한 역할을 한 아미노산은 '로이신'이라는 사실을 밝혀** 냈다.

자연계에 존재하는 아미노산은 500가지 이상인데, 우리 몸을 구성하는 아미노산은 20가지다. 이중 체내에서 만들어 낼 수 없어 음식을 통해 섭취해야 하는 아미노산은 9가지로, 이를 '필수 아미노산'이라 한다. 로이신은 이 필수 아미노산 중 하나다.

다시 말해서, 로이신을 많이 함유한 음식을 먹어야 사르코페니아를 개선하는 효과가 있다는 것이다. 하지만 필수 아미노산은 9가지 중 하나라도 결핍되면 효과가 별로 없다는 특징이 있다. 그러므로 9가지 필수 아미노산이 균형적으로 함유되어 있는 식품을 선택해야 한다.

이때 도움이 되는 것이 '아미노산 스코어'다. 아미노산 스코어란 9가지 필수 아미노산이 균형적으로 배합되어 있는지를 보여 주는 지표로, '100'이 가장 우수한 식품을 뜻한다.

아미노산 스코어가 100인 식품에는 달걀, 우유, 대두(콩), 닭고기, 돼지고기, 소고기, 전갱이, 정어리, 연어, 참치가 있다.

정제된 쌀의 아미노산 스코어는 65, 빵은 44이니 주식만으로는 아미노산을 충분히 섭취할 수 없고, 역시 주요리의 단백질로 섭취해야 한다. 운동선수나 보디빌더는 붉은 육류와 닭가슴살을 많이 먹는데, 근육을 유지하고 증강하기에 매우 적합한 방법이다.

앞서 꼽은 아미노산 스코어가 100인 식품 중에서 가장 저렴하고 조리법이 단순해 매일 먹기 좋은 음식은 (알레르기가 없다면) 달걀과 우유일 것이다.

달걀을 너무 많이 먹으면 콜레스테롤이 높아지지 않을까 걱정하는 사람이 있을지도 모르겠다. 의학 논문에서도 달걀과 심장병의 관계를 자주 다룬다. 여러 논문을 읽다 보면, '달걀을 일주일에 1~2개 먹는 경우가 일주일에 7개 먹는 경우보다 사망 위험성이 낮다'는 논문도 있고, '달걀은 심장병 위험성을 높이지 않고 오히려 일주일에 6개까지 먹을 경우 심장병 위험성이 낮아진다'라는 정반대의 논문도 있다. 아직까지 통일된 결론은 나오지 않은 상황이다.

달걀이 콜레스테롤을 많이 함유하고 있긴 하지만, '달걀을 많이 먹으면 혈액 속 나쁜 콜레스테롤이 증가한다'라는 것은 의학적 근거가 거의 없는 말이다.

017

칼슘은
비타민 D와 함께 보충하자

유제품을 챙긴다

추천도 ★★

나이 들어 병으로 드러눕지 않으려면, 뼈
를 단단하게 만들어서 골다공증이나 낙상
으로 인한 골절을 예방해야 한다.

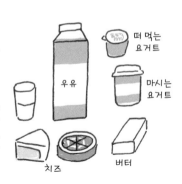

떠 먹는
요거트

우유

마시는
요거트

치즈

버터

뼈를 구성하는 영양소는 칼슘이다. 칼
슘은 먹을거리가 넘쳐 나는 현대에도 인류
에겐 늘 결핍되기 쉬운 영양소이다.

인류는 바다 속 생물이 진화를 거듭한 결과 탄생했는데, 바닷물에는 칼
슘이 다량 함유되어 있다. 아마 인류의 먼 조상은 어류처럼 바닷물에서
칼슘을 잔뜩 흡수했을 것이다.

하지만 육지로 올라와 살게 된 후로 인류는 바닷물에서 칼슘을 흡수할
수 없었다. 음식으로 섭취하지 않는 한 항상 부족한 상태가 되고 만 것이

다. 그러니 음식을 통해 적극적으로 칼슘을 섭취해야 한다.

칼슘이 풍부한 식품으로는 우유나 요구르트, 치즈 같은 유제품, 뼈나 껍질을 통째로 먹는 작은 물고기와 벚꽃새우, 대두(콩), 잎채소 등이 있다.

문제는 칼슘 흡수율이 성인의 경우 20~30% 정도로 낮다는 점이다. 칼슘은 위산에 의해 칼슘 이온이 된 후 소장에서 흡수된다. 그때 비타민 D가 필요하다.

그러므로 **비타민 D가 부족하면 아무리 칼슘을 많이 섭취해도 칼슘 부족 상태가 되어 버린다.** 칼슘 부족을 해소하기 위해서는 비타민 D도 함께 보충해야 한다.

비타민 D는 꽁치나 가자미, 연어, 방어 등과 같은 어패류와 말린 표고, 목이버섯 등과 같은 버섯류에 풍부하게 함유되어 있다. 또 식사를 통해서뿐만 아니라 햇빛을 쬐는 것만으로도 체내에서 활성화된다.

칼슘과 비타민 D는 둘 다 과도하게 섭취하면 오히려 역효과가 나타난다. 굳이 영양제 같은 것을 다량 먹지 않더라도, 세 끼 균형적인 식사를 한다면 과도하게 섭취할 일이 없으니 너무 걱정하지 않아도 좋다.

일반적으로 칼슘이 부족하면 뼈나 치아가 약해지거나 짜증이 많아진다고 알려져 있다. 하지만 그것 말고도 다양한 폐해가 존재한다.

흡수된 칼슘은 '혈관, 신경, 근육, 뼈, 호르몬' 등을 조정하는 중요한 역할을 담당한다. 이러한 조정 작업은 매우 섬세한 작업이므로, 부갑상샘 호르몬과 비타민 D는 체내의 칼슘 이온 농도가 항상 일정하게 유지되도록 엄격히 조절하고 있다.

칼슘이 만성적으로 부족하면 부갑상샘 호르몬이 작용해 비타민 D의 활성화를 촉진시키거나 뼈에서 칼슘을 동원해 간다. 그런데 이때 생성된 칼슘이 혈관 벽에 침착되어 석회화되면 동맥 경화로 이어질 가능성이 있다.

고혈압이 있는 사람은 신장에서 칼슘이 과다하게 배출되기도 하는데, 그럴 경우 골밀도가 감소한다고 한다.

이처럼 **만성적인 칼슘 부족은 온몸에 다양한 질병을 일으킬 수 있다.**

그러므로 '과하지도 부족하지도 않게 적당량을 섭취하는 것'이 중요하다. 지금껏 칼슘과 비타민 D가 들어 있는 음식을 평소에 잘 먹지 않았다면 이번 기회를 계기로 꼭 챙기길 바란다.

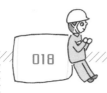

018

골다공증과 암 예방에
효과적이다

버섯을 먹는다

추천도 ★★★★

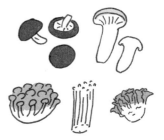

비타민 D는 노화 예방 효과가 있는 식품 성
분 중 하나이다. 2000년대 들어서면서 세계
적으로 연구가 이루어졌고, 영어권에서는
비타민 D에 관한 연구 논문들이 속속 발표
되었다.

일본 후생노동성은 2020년도 「일본인의 식사 섭취 기준」에서 골절을 예
방하기 위해 18세 이상인 사람의 비타민 D 하루 권장 섭취량을 5.5µg에
서 8.5µg으로 올렸다. 그럼에도 미국이나 유럽 수준에는 미치지 못한다.

미국과 캐나다가 정한 권장량은 '70세 이하는 하루에 15µg, 71세 이상
은 20µg'이다. 캐나다는 우유 속 비타민 D 함유량을 늘릴 것을 의무화했
고, 영국은 임산부와 유아에게 무상으로 비타민 D 영양제를 나누어 준다.

비타민 D는 뼈를 강화해 골다공증을 예방하는 필수 영양소이다. 거의 음식을 통한 섭취에 의존할 수밖에 없는 다른 비타민들과 달리, 햇빛을 쬐기만 해도 해도 합성할 수 있다. 그러한 특성 때문에 '태양의 비타민'이라 불리기도 한다(구체적으로 햇빛을 얼마나 쬐어야 좋은지는 습관 54에서 자세히 살펴보겠다).

앞서 말했듯이, 비타민 D가 많은 음식은 정어리, 가자미, 꽁치, 연어 같은 생선류다. 등 푸른 생선은 비타민 D뿐 아니라 EPA도 풍부하므로 일석이조의 효과가 있다.

· 두 가지 경로를 통해 합성되는 비타민 D ·

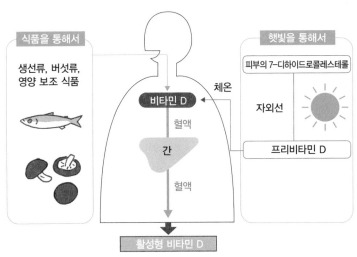

• 비타민 D가 풍부한 식품 •

생선류	• 연어: 1조각(80g) 25.6㎍
	• 꽁치: 1마리(포장을 제외하고 100g, 껍질 제거 안 함/생물) 15.7㎍
	• 정어리: 통째로 말린 것 1마리(30g) 15.0㎍
	• 가자미: 작은 것 1마리(포장을 제외하고 100g) 13㎍
	• 방어: 1조각(80g) 6.4㎍
	• 말린 잔멸치(시라스): 2티스푼(10g) 6.1㎍
버섯류	• 말린 표고: 2개(6g) 0.8㎍
	• 목이버섯: 말린 것 2개(2g) 1.7㎍

※출처: 『'100세 인생'의 과학』(닛케이BP)(섭취기준량: 8.5㎍/일 이상)

버섯류(목이버섯, 만가닥버섯, 표고버섯 등)에도 비타민 D가 풍부하게 들어 있다. 특히 말린 표고처럼 햇볕에 말린 버섯에는 비타민 전 단계 물질인 에르고스테롤이 아주 많이 있어, 먹기 직전에 한 번 더 햇빛을 쐬어 주면 비타민 D를 훨씬 더 많이 섭취할 수 있다. 사람이나 버섯이나 '햇빛을 쐬면' 비타민 D가 증가하는 것이다.

버섯을 추천하는 이유가 골절을 예방하기 위해서만은 아니다. 최근 연구에서 버섯류가 암 발병 위험성을 낮춘다는 사실이 밝혀졌다. 버섯과 암 발병에 관한 17건의 연구 데이터를 모두 모아 분석했는데, 버섯 섭취량이 가장 많았던 그룹은 섭취량이 가장 적었던 그룹에 비해 암 발병 위험이 34%나 낮았다.

나아가 버섯 섭취량과 암 발병 위험성 사이에 용량 반응 관계(섭취량이 늘어날수록 위험성이 감소하는지 여부)가 있는지 조사했더니, 그래프가 직선은 아니었으나 용량 반응 관계가 인정되었다고 한다. **하루에 버섯을 18g 먹으면 모든 암의 발병 위험성이 45%나 감소될 가능성이 있다는** 뜻이다.

18g이라고 하면 보통 크기의 표고버섯 우산 부분에 해당하는 정도의 무게이다. 새송이버섯 1팩의 중량은 약 100g이니, 하루에 18g을 섭취하는 것이 그리 어려운 일은 아닐 것이다.

비타민 D를 보충하고 암을 예방할 수 있어 버섯은 건강한 장수를 누리기 위해 꼭 필요한 식품이라 할 수 있다.

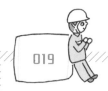

019

장내 환경을 개선해
유해 물질을 제거하자

식이 섬유를 섭취한다

추천도 ★★★★

최근 장내 환경의 중요성이 널리 알려지
면서 장내 환경을 개선하기 위한 활동이
필요하다는 의식이 생겼다. 이를 위해서
는 식이 섬유를 반드시 섭취해야 한다.

식이 섬유에는 물에 녹는 '수용성 식이
섬유'와 물에 녹지 않는 '불용성 식이 섬
유', 두 가지가 있다.

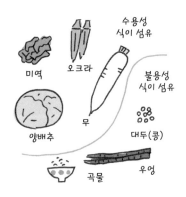

수용성 식이 섬유는 장내 유익균의 먹이가 되며, 혈중 LDL 콜레스테롤
을 감소시키거나 혈당치가 급상승하는 것을 억제해 준다. 다시마나 미역
같은 해조류, 오크라나 미역귀, 양배추, 무 같은 야채에 많이 함유되어
있다.

불용성 식이 섬유는 장내 유해 물질을 제거하여 유익균이 증식하기 쉬운 환경을 만들어 준다. 배변을 촉진하므로 변비나 설사 등과 같은 장 트러블에도 효과가 있다. 곡물류, 대두 등의 콩류, 우엉 등에 많이 함유되어 있다.

장내 환경을 개선하려면 수용성과 불용성을 모두 섭취하는 것이 중요하다. 그런데 식이 섬유 섭취량은 해마다 감소해 현재 일본인의 경우 하루에 14g 정도에 불과하다. 목표 섭취량이 18~21g이므로 4~7g 정도 부족한 셈이다.

'혈액이 온몸을 순환한다'는 주장을 처음으로 한 사람은 17세기 영국의 의사 윌리엄 하비(1578~1657)다. 그의 주장대로 혈액은 우리 몸 구석구석까지 영양과 산소를 보내는 '배달부'이면서 동시에 유해 물질과 노폐물을 회수하는 '청소부'의 역할을 한다.

그렇기 때문에 음식으로부터 영양을 흡수하는 장소인 장이 더러우면 전신 세포로 더러운 혈액이 운반될 것이라는 말도 틀린 말은 아니다. 그러니 식이 섬유를 열심히 먹어 장이 몸 전체로 신선한 혈액을 보내게 만들자.

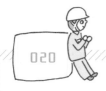

020

과일과 야채에는 항산화 물질이 많다

항산화 음식을 먹는다

추천도 ★★

산화는 노화를 촉진하는 요인 중 하나이다.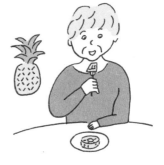
노화 예방에 효과적인 항산화 물질에는 알
파하이드록시산, 비타민 C, 비타민 E, 비타
민 A 등이 있다.

그중에서도 **가장 높은 수준의 항산화도를
자랑하는 것이 알파하이드록시산**인데, 사
탕수수, 사탕무, 파인애플에 많이 함유되어 있다. 일명 '과일산'이라고도
불리며, 피부 노화를 억제하는 화장품 성분으로 많이 쓰인다.

비타민 C 역시 뛰어난 항산화 물질이다. 비타민 C가 부족하면 세포와
세포를 잇는 접착제 역할을 하는 콜라겐 생성이 저해되고, 심각한 경우
에는 혈관 벽이 손상되는 경우도 있다.

대표적인 음식은 '기적의 과일'이라고도 불리는 '아세롤라'인데, 레몬보다 비타민 C가 10배 이상 많다. 참고로 비타민 C는 많이 먹어도 소변으로 배출되니까 매일 꾸준히 섭취하는 것이 중요하다.

비타민 E는 지질 산화에 관여하는 활성 산소를 제거해 준다. 비타민 E는 어란이나 견과류 등으로 섭취할 수 있는데, 체내에 쉽게 축적되므로 과도하게 섭취하지 않도록 주의하자.

비타민 A는 베타카로틴이 체내에서 레티놀로 전환되면서 생성되는데, 베타카로틴은 당근이나 브로콜리, 소송채, 파프리카 같은 녹황색 채소에 풍부하게 함유되어 있다.

그 외에도 야채와 과일에 많은 폴리페놀, 토마토의 리코펜, 포도와 가지의 안토시아닌, 참깨의 세사민, 녹차의 카테킨, 메밀의 루틴 등도 뛰어난 항산화 물질이다. **야채와 과일을 먹으면 산화와는 거리가 먼 삶을 살 수 있다.**

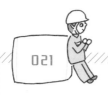

021

레스베라트롤로
혈관을 젊게 되돌리자

껍질째 먹는다

추천도 ★ ★ ★

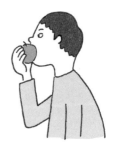

혈관 건강에 좋은 음식으로는 '야채와 과일 껍질'을
꼽을 수 있다.

　야채와 과일 껍질에는 폴리페놀이라는 항산화 물
질이 풍부한데, 폴리페놀이라고 하면 레드와인에
있는 성분으로 기억하는 사람이 많을 듯하다.

　와인을 즐겨 마시는 프랑스인들은 다른 서양인들처럼 고기를 많이 섭
취하는데도 어떻게 된 일인지 심장 질환을 앓는 사람이 적은 편이다. 그
이유가 레드와인에 든 폴리페놀 덕분이라는 사실이 드러나면서 전 세계
적으로 레드와인이 유행했다.

　폴리페놀은 레드와인의 원료로 들어가는 포도 껍질은 물론이고, 거의
모든 야채와 과일 껍질에 풍부하게 함유되어 있다.

야채와 과일 껍질은 암 발병 위험을 낮춘다. 그래서 야채와 과일을 먹을 때 가능하다면 '껍질째' 먹는 것을 추천한다. 될 수 있으면 무농약으로 재배된 것을 고르는 게 좋지만, 그렇지 않을 경우에는 꼼꼼하게 세척해서 먹으면 된다.

'껍질' 중에서도 특히 추천하는 것은 포도, 사과, 땅콩, 아몬드 등 붉은 빛을 띠는 껍질이다. 붉은색 껍질에 폴리페놀의 일종인 '레스베라트롤'이라는 성분이 들어 있기 때문이다. 레스베라트롤이 혈관 나이를 젊게 만들어 주는 '서투인'이라는 물질을 활성화한다는 연구 결과도 있다.

이제껏 껍질을 버리고 먹지 않았다면, 건강에 좋은 영양 보조 식품이라 생각하고 먹어 보자.

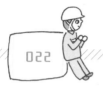

022

현미와 통밀빵은 수명을 늘린다

저혈당식을 먹는다

추천도 ★★★★

평소에 밥(백미)이나 라면, 파스타 등 자기도
모르게 탄수화물(당질)을 과도하게 섭취하고
있는 사람이 많으리라 생각한다.

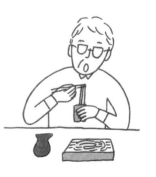

요즘 많은 사람이 탄수화물을 살이 찌는 원
흉으로 생각해 당질 제한 다이어트에 도전한
다. 물론 과도한 당질 섭취는 자제해야 한다.
하지만 사실 당질은 인간의 활동에 빼놓을 수 없는 중요한 에너지원이
다. 과다 섭취는 몸에 나쁘지만 아예 먹지 않는 것은 우리 몸에 훨씬 더
나쁘다.

당질을 과도하게 섭취하는 것은 왜 우리 몸에 좋지 않을까?

식사를 하면 식재료에 들어 있는 당질이 혈액 속으로 들어간다. 이 정

보는 바로 췌장으로 전달되고, 췌장은 인슐린을 분비해 혈액 속 당의 농도(혈당치)를 조절한다. 당분은 기본적으로 전신의 근육과 간에 우선적으로 보내지며, 남은 당분은 지방 조직으로 보내진다.

이때 당질이 과도하게 많으면 여분의 당분이 지방으로 보내져 불필요한 지방(내장 지방)으로 축적되고 만다. 내장 지방은 메타볼릭 도미노를 일으키는 심각한 원인이다.

또 혈당치가 높은 상태가 지속되면 그것을 조절하기 위해 인슐린이 계속 과다 분비된다. 그러면 인슐린을 만들어 내는 췌장이 점점 피폐해지고, 그 결과 인슐린이 고갈되어 버린다. 당뇨병 환자가 인슐린 주사를 맞는 것은 체내에서 합성할 수 없게 된 인슐린을 보충하기 위해서다.

혈당치가 높을 때 유발되는 질병이 당뇨병뿐인 것은 아니다. 혈액 속에 당분이 많으면 혈관이 내부에서부터 손상되어 동맥 경화가 악화되고, 그 결과 다양한 생활 습관병과 노화가 초래된다. 이러한 악순환을 끊어 내기 위해서는 당질을 과도하게 섭취하지 않도록 주의해야만 한다.

이때 도움이 되는 것이 '저혈당식'이다. 혈당 지수란 식품별 혈당치 상승 정도를 나타내는 지표다. 혈당 지수가 높으면 혈당치가 쉽게 오르고, 낮으면 잘 오르지 않는다는 것을 의미한다.

일반적으로 혈당치는 탄수화물, 단백질, 지방 순으로 쉽게 오른다. 그래서 주식으로 먹는 탄수화물을 저혈당 식품으로 대체하는 방법이 혈당치 상승을 억제하는 전략이 될 수 있다.

・ **탄수화물 식품의 혈당 지수 비교** ・

	밥	빵	면
혈당 지수 높음	백미, 찹쌀	프랑스빵(바게트나 캄파뉴 등), 식빵	우동, 냉면
혈당 지수 중간	죽	호밀빵	소면, 파스타
혈당 지수 낮음	현미, 오곡미	통밀빵	메밀국수, 당면

위의 표는 탄수화물에 해당하는 식품의 혈당 지수를 비교한 것이다. 밥 중에서는 현미밥, 면 중에서는 메밀국수가 저혈당 식품에 해당한다.

메밀국수 중에서도 메밀가루 80%에 밀가루 20%를 섞어 만든 것보다 메밀가루 100%로 만든 것이 혈당 지수가 더 낮다.

또 메밀국수는 필수 아미노산인 리신과 비타민 B_1, 항산화 작용이 있고 혈압 상승을 억제하는 루틴 등과 같은 영양소가 풍부하게 들어 있다는 점에서 매력적인 음식이다. 면류 중에서 가장 추천할 만한 저혈당 식품이다.

밥과 빵 중에서 주식으로 추천하는 것은 현미밥이나 통밀빵 같은 통곡물 식품으로, 통곡물이란 쌀겨 같은 외피와 배아를 제거(도정)하지 않고 그대로 남겨 둔 곡물을 말한다.

백미와 하얀 빵은 도정하여 껍질과 배아를 제거하고 하얗게 만드는 과정을 통해 식이 섬유와 항산화 물질, 미네랄과 비타민 등 중요한 영양소들이 전부 제거된 상태이다. 하지만 통곡물을 먹으면 이러한 영양소들을

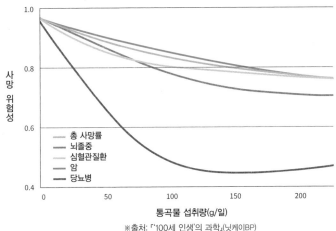

사
망
위
험
성

1.0

0.8

0.6

0.4

총 사망률
뇌졸중
심혈관질환
암
당뇨병

0   50   100   150   200

통곡물 섭취량(g/일)

※출처: 『'100세 인생'의 과학』(닛케이BP)

충분히 섭취할 수 있다.

또한 우수한 저혈당식이기도 하므로, 혈당치 상승을 억제하는 효과가 있다.

통곡물이 건강 수명을 늘린다는 사실은 다양한 연구를 통해 입증되었다.

통곡물의 섭취량과 당뇨병·심근 경색·암·뇌졸중으로 인한 사망 위험성의 관계를 45건의 연구를 바탕으로 종합적으로 분석한 결과, **통곡물의 섭취량이 늘어날수록 사망 위험성이 낮아진다**는 사실을 알 수 있었다(그래프 참조). 특히 당뇨병으로 인한 사망 위험성은 하루에 90g(통밀빵 3조각 정도)을 먹을 경우 절반 정도까지 확 줄어들었다.

또, 전 세계 195개국의 27년 치 빅데이터를 분석한 결과, **건강 수명을**

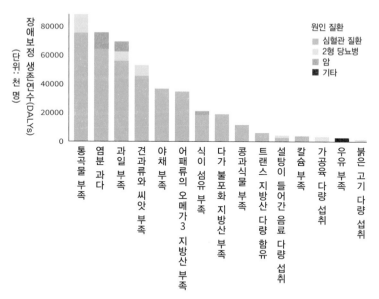

장애보정 생존연수(DALYs)
(단위: 천 명)

원인 질환
- 심혈관 질환
- 2형 당뇨병
- 암
- 기타

통곡물 부족
염분 과다
과일 부족
견과류와 씨앗 부족
야채 부족
어패류의 오메가3 지방산 부족
식이 섬유 부족
다가 불포화 지방산 부족
콩과식물 부족
트랜스 지방산 다량 함유
설탕이 들어간 음료 다량 섭취
칼슘 부족
가공육 다량 섭취
우유 부족
붉은 고기 다량 섭취

※출처: 『'100세 인생'의 과학』(닛케이BP)

단축시키는 식사 인자 중 1위가 '통곡물 부족'이었다(그래프 참조). 2017년
에는 통곡물 부족으로 인해 전 세계에서 300만 명이 사망했을 것이라 추
산된다.

이처럼 현미밥이나 통밀빵 등을 먹는 것은 건강 수명을 늘리는 매우 효
과적인 방법이다. 매일 먹는 '주식'은 몸에 지대한 영향을 미친다. 지금껏
고혈당 식품만 먹었다면, 이번 기회에 저혈당식을 시작해 보는 것은 어
떨까?

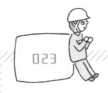

023

건강한 식재료로 구성된 올스타 팀

지중해식으로 먹는다

추천도 ★★★

지금까지 '몸에 좋은 음식'을 여러 가지 소개했는데, 이것들을 한꺼번에 먹을 수 있는 요리가 있다. 바로 '지중해식'이다. 지중해식이란 지중해 연안에 위치한 이탈리아와 그리스, 스페인 등에서 예로부터 즐겨 먹었던 식단을 말한다.

지중해식의 특징은 다음과 같다.

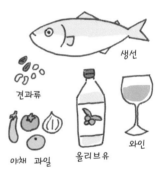

생선

견과류

야채 과일 올리브유 와인

- 통곡물, 야채, 과일 중심의 식단

- 견과류와 올리브유 사용

- 생선이 차지하는 비중이 높음

지금까지 '몸에 좋은 음식'이라고 소개한 것들을 중심으로 먹는 것이 바로 지중해식이다.

지중해식은 이미 여러 연구에 의해 '심장병 발병 위험 30% 경감', '뇌졸중, 치매, 우울증 발병 위험 감소', '당뇨병 발병 위험 감소' 등의 건강 효과가 있다는 사실이 입증되었다. 또 다이어트 효과가 크고 저탄수화물 다이어트에 비해 요요 현상도 적기 때문에 건강하게 살을 뺄 수 있다.

이렇게 훌륭한 식단이니 당장 시작해야겠지만, '해산물 파에야'나 '아쿠아파차' 같은 지중해식은 호불호가 갈릴 수가 있다.

그렇다면 통곡물을 먹고, 올리브유를 활용하며, 간식으로는 견과류를 먹는 등 부분적으로 실천해 보는 것도 좋은 방법이다.

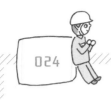

024

알츠하이머형 치매를 예방하자

술을 마실 거라면,
레드와인으로

추천도 ★★★

저녁 식사 때 술을 곁들이는 걸 좋아하는 사람이
있다. 술을 '백약지장(百藥之長, 모든 약 중에서 가
장 으뜸이라는 뜻—옮긴이 주)'이라고 하듯이, 적당
히 마신다면 정신적인 긴장을 완화시키는 효과가
있을 뿐 아니라 혈관을 확장시켜 혈액의 흐름을
원활하게 하는 작용도 한다. 심지어 좋은 콜레스
테롤을 늘리는 효과도 있다고 한다.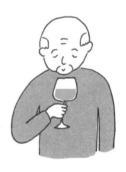

　하지만 이는 어디까지나 적정량을 마실 경우를 말한다. 과도한 음주
는 간에 부담을 주어 간경변을 일으키거나 동맥 경화를 유발하는 원인
이 된다.

　그렇다면 술의 '적정량'이란 어느 정도를 말하는 것일까?

일본 후생노동성이 권장하는 적정량은 하루에 알코올 20g이다. 맥주로 따지면 큰 캔으로 1개(500ml), 사케라면 180ml 이하, 와인이라면 1잔 반이다.

나는 술을 마실 때 보통 맥주를 한 잔 정도 마신 후 레드와인을 한두 잔 즐긴다. 앞서 설명했듯이 레드와인에는 폴리페놀의 일종인 레스베라트롤이 많이 들어 있어 몸에 아주 좋다.

레드와인은 화이트와인과 달리 포도 '껍질'까지 다 넣은 뒤 압축·발효하여 만든다. 그래서 화이트와인에 비해 레스베라트롤이 풍부하다. 레스베라트롤의 농도가 좀 더 진한 것을 찾는다면, 농후한 '풀 바디' 와인을 선택하면 된다.

레스베라트롤의 효과는 2006년경 알려졌다. 의학 잡지 《네이처》에 쥐의 수명을 연장시키는 효과가 있다는 내용이 실리면서 크게 주목받은 것이다. 인간을 대상으로 한 연구에서도 **동맥 경화를 예방하고 유방암과 폐암의 위험성을 감소시킬 가능성**이 있다는 사실이 보고되었다.

심지어 뇌에도 좋은 영향을 준다. **레스베라트롤을 섭취하면 뇌 전두엽의 혈류가 증가한다는 사실이 밝혀지면서, 뇌 기능 개선과 치매 예방에도 효과를 발휘할 것**이라는 기대가 모아졌다.

일본에서는 쥐를 이용해 실시한 연구에서 레드와인에 든 레스베라트롤이 기억을 관장하는 뇌의 해마 신경 세포 수를 증가시켜 인지 능력을 높인다는 사실이 증명되었다.

「치매 치료 가이드라인 2010」에서도 알츠하이머형 치매를 예방하는 방법으로 '적정량의 와인(250~500ml) 마시기'를 꼽고 있다. 와인 잔으로 2~3잔 정도 된다.

단, 이 적정량은 프랑스의 보르도대학교에서 300명 이상을 대상으로 실시한 연구에서 도출된 수치다. 프랑스인에 비해 일본인은 알코올 분해 효소가 없는 사람이 많아 무리해 가면서까지 억지로 와인을 마실 필요는 없다.

알코올 적정 섭취량에는 개인차가 있다. 술이 약하다면 레드와인을 마시느라 무리하지 말고, 레드와인만큼 충분히 레스베라트롤을 섭취할 수 있는 사과나 포도, 땅콩 등의 '붉은 껍질'을 먹어 보충하면 된다.

최근에는 프랑스 와인뿐 아니라 이탈리아, 미국 캘리포니아, 호주, 칠레, 그리고 일본산 와인도 저렴한 가격에 손쉽게 구할 수 있다. 레드와인은 다양한 요리와 어울리니, 저녁을 먹을 때 가볍게 한 잔 마셔 보길 권한다.

바이러스 퇴치에 효과가 있다

매일 양명주 마시기

추천도 ★★

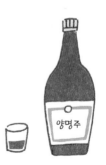

광고로도 나와 친숙한 '약용 양명주(일본의 대표적인 약술로, 알코올 14%인 일종의 의약품—옮긴이)'는 이름 그대로 '생명을 양생(養生)하는 술'이다. 자연에서 나는 14가지 생약이 체내를 순환하면서 혈행과 대사를 촉진하고 몸 전체를 따뜻하게 만들어 준다. 냉한 체질, 육체 피로, 식욕 부진, 위장 장애, 허약 체질 등에 효과가 있으므로, 꾸준히 복용하면 면역력을 키워 노화 예방을 돕는 든든한 아군이 되어 줄 것이다.

14가지 생약 중에서도 특히 주목할 만한 것은 '오장(烏樟)'이라고 불리는 약재인데, 조장나무의 줄기와 가지를 사용해 만든 생약이다. 조장나무는 낮은 산이나 나무가 빽빽이 들어서 있지 않은 숲에 자생하는 녹나무과 낙엽수이다. 봄이 되면 푸릇푸릇한 어린잎과 함께 귀여운 노란 꽃을 피우기 때문에 '봄이 오는 것을 알려 주는 꽃나무'로도 유명하다.

양명주 제조 주식회사와 우리 에히메대학교 의학부 부속병원 항노화·예방의료센터의 공동 연구 팀은 조장나무 진액을 추출하여 만든 '조장나무 사탕'이 인플루엔자를 예방하고 감기 증상을 경감시키는 효과가 있다는 사실을 밝혀냈다. 134명의 남녀를 대상으로 '조장나무 진액을 배합한 사탕'과 '배합하지 않은 사탕'을 3개월간 매끼 식사 후에 빨아서 먹도록 한 결과, 전자의 경우 **인플루엔자에 걸리는 비율이 낮고 감기 증상이 지속되는 기간이 짧았던 것**이다.

이전의 기초 연구에서 조장나무 진액에는 '바이러스를 불활성화하는 작용'과 '감염 후 증식을 억제하는 작용'이 있다는 보고가 나온 바 있지만, 에히메대학교 연구팀의 연구를 통해 그 작용이 특정 바이러스에만 국한되는 것이 아니라는 사실이 밝혀졌다. 바이러스를 예방하는 다양한 방법 중 하나로 양명주와 조장나무 사탕을 활용해 보는 것은 어떨까?

026

차를 마셔서
혈관을 튼튼하게 만들자

루이보스티를 마신다

추천도 ★ ★ ★

건강에 좋은 음료로 가장 먼저 추천하고
싶은 것은 루이보스티다. 루이보스티에는
모세 혈관을 튼튼하게 만들어 주는 '타이2'
라는 물질을 활성화하는 작용이 있다. 루이
보스는 남아프리카공화국에서만 나는 허
브인데, 남아프리카 원주민들이 '불로장수

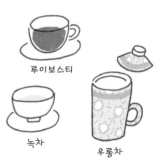

루이보스티

녹차

우롱차

의 약'이라 생각하며 루이보스티를 평소에 꾸준히 마셨다고 한다. 루이
보스티는 항산화 작용이 뛰어나며, 냉한 체질과 변비를 개선하는 효과
가 있다.

내가 진료한 환자 중에서 어느 60대 여성 환자는 루이보스티를 한 달
가량 마셨더니 붓기가 쏙 빠졌고, 80대 남성 환자는 얼굴의 기미가 옅어

졌다고 했다. 고령이 되면 모세 혈관이 약해져서 조그만 자극에도 내출혈을 일으키는데, 그것이 기미처럼 보이는 경우가 종종 있다. 이 남성 환자의 경우는 모세 혈관이 회복되어 기미가 옅어진 것이라 볼 수 있다.

녹차와 우롱차에는 폴리페놀의 일종인 '카테킨'이 풍부해 추천할 만하다. 이는 다양한 연구를 통해 건강 효과가 입증되었다.

일본인 약 7만 7천 명을 대상으로 한 음료와 심장병에 관한 조사에 따르면, '녹차와 우롱차를 마시는 습관이 있는 사람은 그렇지 않은 사람에 비해 심장병으로 인한 사망률이 낮았다'고 한다. 중국 논문에서도 '매일 1~2잔 녹차나 우롱차를 마신 사람은 뇌졸중에 걸릴 위험이 매우 낮았다'는 내용을 확인할 수 있다.

따라서 평소에 수분 보충이 필요할 때는 루이보스티나 녹차, 우롱차를 자주 마시는 것이 가장 건강한 방법이라 할 수 있다.

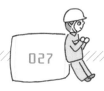

027

추천할 만한 영양제

영양제로 영양을 보충한다

추천도 ★ ★ ★

내가 오랫동안 영양제 연구에도 힘써 온 이유
는, 음식을 통해 섭취하기 힘든 영양소를 영양
제로 보충하는 것이 노화 예방에 도움이 되기
때문이다.

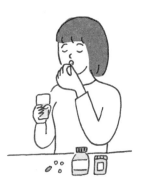

　시중에 다양한 종류의 영양제가 판매되고 있
는데, 그중 의학적 근거가 있는 제품은 극히
한정적이다. 여기에서는 추천할 만한 영양제
를 5가지 정도 소개하고자 한다.

아스타잔틴 추천도 ★★

아스타잔틴은 새우나 게, 도미, 연어 등과 같은 '붉은 생물'에 많이 들어 있는 영양소이다. 예를 들어, 연어는 아스타잔틴을 다량 함유하고 있는 크릴새우를 먹이로 삼기 때문에 고향을 향해 급물살을 뚫으며 강을 거슬러 올라가야 하는 그 가혹한 환경 속에서도 살아남을 수가 있다. 연어를 잘랐을 때 단면이 붉은 이유는 근육에 아스타잔틴이 많이 축적되어 있기 때문이다.

아스타잔틴은 뛰어난 항산화 능력을 지녔는데, 그 능력이 비타민 C의 6,000배이고 녹차 속 카테킨의 560배, 베타카로틴의 4.9배라는 결과가 있다. '산화'를 예방하는 데 이보다 더 좋은 영양소는 없을 것이다.

또 세포의 염증을 억제하는 '항염증 작용'도 탁월해 다양한 질병과 노화를 예방하는 효과도 기대할 수 있다.

그런데 해산물에서 아스타잔틴을 추출하기는 매우 어려우므로, 대부분의 영양제는 '해마토코쿠스'라는 해양 미세 조류에서 추출한 원료를 사용하고 있다.

니코틴아미드 모노 뉴클레오티드(NMN) 추천도 ★★★★

NMN은 비타민 B$_3$(나이아신)에서 만들어지는 물질이다. NMN을 섭취하면 서투인 유전자(장수 유전자)를 활성화하는 니코틴아미드 아데닌 디

뉴클레오티드(NAD)라는 물질로 전환된다.

NMN은 2016년 미국 워싱턴대학교 이마이 신이치로 교수의 연구에 의해 세계적으로 주목받았다. 물에 녹은 NMN을 1년간 마시게 한 쥐와 그렇지 않은 쥐를 비교한 결과, 전자의 경우 체중 증가가 억제되어 당뇨병과 골다공증 위험성이 감소했다는 사실을 밝혀낸 것이다.

NMN을 투여한 쥐는 같은 먹이를 먹어도 **체중이 잘 늘지 않고, 나이가 들어도 혈당치 조절이 잘 되었으며, 골밀도 감소도 억제되었고, 눈의 노화 진행 속도도 느렸다**고 한다. 전신의 노화를 억제하는 효과가 있었던 것이다.

그 후 인간을 대상으로 한 실험도 이루어졌는데, 인슐린 저항성(혈당치를 조절하는 작용)이 개선되었다는 사실이 인정되었다.

NMN은 앞으로도 노화 예방 효과에 대한 기대가 큰 물질 중 하나이며, 이미 수많은 영양제가 시중에 판매되고 있다.

콜라겐 펩타이드 추천도 ★★★★

단백질의 일종인 콜라겐은 피부뿐 아니라 뼈나 혈관 등의 조직을 형성하는 성분이다. 우리 몸의 구성 요소 중 단백질이 차지하는 비율은 약 20%인데, 그중 콜라겐이 약 30%를 차지한다. 체중이 50kg이라면 10kg이 단백질인데, 그중 콜라겐이 3kg인 것이다.

콜라겐은 각 조직을 지지하고 세포를 연결해 활성화한다. 하지만 안타깝게도 나이가 들면서 점점 그 수가 감소하고 기능이 떨어진다.

콜라겐이 들어간 영양제를 먹는다 해도, 콜라겐은 체내에서 아미노산으로 분해되기 때문에 피부나 뼈 등의 조직까지 도달하지 못한다. 그나마 효과를 기대할 수 있는 것은 콜라겐을 분해하여 저분자로 만든 '콜라겐 펩타이드'다. 저분자 콜라겐 펩타이드는 세포에 흡수되어 콜라겐과 비슷한 작용을 한다.

우리 연구 팀은 저분자 콜라겐 펩타이드를 복용할 경우 혈관 나이에 어떠한 영향이 미치는지를 조사했고, 그 결과 **저분자 콜라겐 펩타이드를 섭취한 그룹이 혈관 나이가 평균적으로 5년 어려졌음**을 알 수 있었다.

또 '콜라겐 펩타이드 섭취에 의한 피부의 기미 감소 효과'도 확인했다. **콜라겐 펩타이드를 섭취한 지 한 달 후부터 피부의 큰 기미가 줄어들었고, 세 달 후에는 홍조도 옅어진 것**이다. 이 연구는 의학지에도 실렸다.

다른 연구에서는 인지 기능 개선 및 관절통 완화 효과도 기대할 수 있다고 보았다.

콜라겐 펩타이드는 시중에 음료나 수프에 녹여서 먹을 수 있는 영양제로 판매되고 있다.

에이코사펜타엔산(EPA) 추천도 ★★★

EPA는 모르는 사람이 없을 정도로 영양제로 많이 만들어지는 성분이다. **혈관을 부드럽게 만들어 동맥 경화를 예방해 주는 EPA는 영양제이지**

만 부담 없이 먹을 수 있다. 순환기 질환이 있는 경우에는 약으로 처방 받기도 한다.

다만, 가능하다면 등 푸른 생선을 통해 섭취하는 편이 바람직하다. 등 푸른 생선에는 EPA 외에 다른 영양소도 풍부하게 들어 있기 때문이다. 요리하기가 귀찮다면 정어리 통조림이나 고등어 통조림을 이용하는 방법도 있다.

코엔자임Q10　추천도 ★★

세포 내 미토콘드리아에서 이루어지는 에너지 생성 과정에서 중요한 역할을 담당하는 것이 바로 코엔자임Q10이라는 성분이다.

영양제에는 '산화형'과 '환원형'이 있는데, 체내에서 생성되는 코엔자임 Q10은 '환원형'이다. 그러니 무조건 '환원형'을 골라야 한다. 피로 해소 및 수면 장애 개선 등의 효과를 기대할 수 있다.

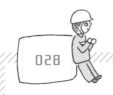

028

저녁에는 폭음과 폭식을 자제하자

나쁜 콜레스테롤을 줄인다

추천도 ★★★★

혈관의 노화(동맥 경화)를 예방하려면 몸에 좋은 음식을 먹는 것만으로는 부족하다. 동맥 경화를 진행시키는 원인이 되는 '몸에 나쁜 음식'을 최대한 줄일 필요가 있다. 이때 가장 먼저 주의해야 하는 것이 콜레스테롤과 중성 지방이다.

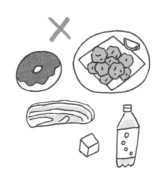

　혈액 속에 LDL 콜레스테롤과 중성 지방이 너무 많거나 HDL 콜레스테롤(일명 '좋은 콜레스테롤')이 너무 적은 상태, 한마디로 혈중 지질이 비정상적인 상태를 '이상 지질 혈증'이라 한다. 일본에만 200만 명 이상의 환자가 있다.

콜레스테롤은 지질(지방)과 당질(탄수화물), 단백질이라는 3대 영양소를 원료로 하여 간에서 합성된다. 그런데 콜레스테롤은 세포막과 호르몬의 원료가 되는 등 인간의 생명 유지 활동에 꼭 필요한 필수 성분이다.

문제는 '나쁜 콜레스테롤'과 '좋은 콜레스테롤'의 비율이다.

'나쁜 콜레스테롤 대 좋은 콜레스테롤 = 2 대 1'이 동맥 경화가 악화되지 않는 기준이다. 그 이상 나쁜 콜레스테롤이 축적되거나, 나쁜 콜레스테롤과 좋은 콜레스테롤의 비율이 무너지면 동맥 경화로 진행된다(순환기 질환이 있는 경우는 1 대 1을 목표로 삼을 때도 있음).

혈중 중성 지방 수치도 주의해야 한다. 과도한 중성 지방은 나쁜 콜레스테롤을 만들어 내거나 내장 지방으로 변하기 때문이다.

중성 지방은 에너지로 소비되지 못한 과잉 당질을 원료로 하여 간에서 합성된다. 많은 에너지를 필요로 하지 않는 취침 시간대에 중성 지방이 다량 합성되는데, 중성 지방이 축적되면 나중에 그것이 내장 지방으로 바뀌어 다양한 생활 습관병을 유발한다.

나쁜 콜레스테롤과 중성 지방을 줄이기 위해서는 우선 '저녁에 과식을 하지 않는 것'이 중요하다.

특히 늦은 밤 폭음·폭식을 한 뒤 바로 자면, 에너지로 소비되지 못한 지질과 당질 등을 원료로 하여 간에서 나쁜 콜레스테롤과 중성 지방이 합성된다.

그중에서도 달달한 과자나 탄산음료처럼 당질이 많은 식품은 중성 지방을 증가시킬 뿐 아니라 몸의 '당화'를 촉진하기 때문에 너무 많이 먹지 않도록 주의해야 한다.

나쁜 콜레스테롤이 증가할 우려가 있는 것은 육류나 버터 등에 든 동물성 지방인데, 과도하게 먹지만 않는다면 큰 문제는 없다.

자제해야 하는 것은 '질 나쁜 콜레스테롤'이 든 식품이다. 질 나쁜 콜레스테롤은 섭취할 경우 체내에서 '산화된 LDL 콜레스테롤'로 변해 버린다. 그런데 산화된 LDL 콜레스테롤은 체내 효소에 의해 분해되지 못하고 동맥 경화를 촉진한다.

질 나쁜 콜레스테롤이 든 식품으로는 '버터 표면의 노란 부분, 장시간 자외선에 노출된 달걀노른자, 구운 닭고기의 껍질 부분, 두 번 튀긴 튀김, 가공육, 전자레인지로 반복 가열한 식품' 등을 꼽을 수 있다.

이러한 식품들을 최대한 자제하면서 폭음·폭식하지 않도록 노력하자.

029

몸의 '당화'를 예방하는 방법

노릇노릇 고소한 냄새가 나는
음식은 자제한다

추천도 ★★

앞서 습관 8에서 최종당화산물이 동맥 경
화 등과 같은 노화 현상을 촉진하는 큰 원인
이라고 이야기했다. 음식에서 생성되는 최
종당화산물의 양은 '날것→찜→삶음/조림→
볶음/구이→튀김' 순으로 높아진다. 즉, 노
릇노릇하게 조리되어 갈색으로 변한 부분에
최종당화산물이 많다.

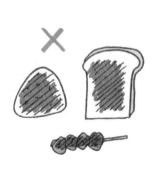

　하지만 요리할 때만 조심한다고 될 일이 아니다. 최종당화산물은 다양
한 음식 안에 숨어 있다. 예를 들어, 맛있는 냄새가 식욕을 자극하는 닭
꼬치의 노릇노릇한 부분, 다키고미밥(밥을 지을 때 소금, 간장, 맛국물, 각
종 제철 식재료 등을 넣어 함께 짓는 일본식 영양밥—옮긴이 주)의 누룽지

부분, 노릇하게 구운 식빵과 구운 주먹밥, 카스텔라의 짙은 갈색 부분에도 최종당화산물이 있다.

하지만 이러한 음식들을 죄다 빼고 먹으려다 보면 먹는 즐거움을 느낄수가 없다. **평소 식사할 때 '튀기거나 볶은 것만 계속 먹지 않기, 두 번 튀기지 않기, 타거나 눌은 부분을 너무 많이 먹지 않기'를 명심하면 된다.**

최종당화산물은 체내에서 몸 안의 단백질이 당류와 결합하고 체온에의해 '구워지면서' 생성된다.

당질을 과도하게 섭취해 혈당치가 높은 상태를 그대로 방치하면, 몸속에서는 혈당과 몸을 구성하는 다양한 단백질이 결합해 최종당화산물이 만들어진다. 최종당화산물은 혈관 내에 침착되어 동맥 경화를 촉진하는데, 그 결과 혈류가 악화되면 최종당화산물이 배출되지 않고 우리 몸 구석구석에 쌓인다.

이러한 악순환에 빠지지 않기 위해서라도 '당질을 과도하게 섭취하지않는 것'이 중요하다.

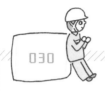

030

가공육을 너무 많이 먹지 말자

소시지와 햄을 자제한다

추천도 ★ ★ ★

명확한 의학적 근거를 바탕으로 '무조건 몸에 나쁘다'고 분류된 음식이 있다. 바로 소시지, 햄, 베이컨, 스팸 같은 가공육이다.

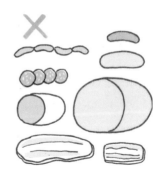

WHO의 부속 연구 기관인 국제암연구소(IARC)가 발암성을 기준으로 식품에 등급을 정했는데, **가공육은 1급 발암 물질(Group 1)로 분류되었다**(2015년 기준). 1급 발암 물질에는 암의 원인이 되는 '헬리코박터 파일로리균'과 '흡연' 등 명백히 유해한 인자가 포함되어 있다. 가공육에 이것들과 같은 수준의 발암성이 있다는 것이다.

또 **가공육에는 최종당화산물이 유독 많다**는 특징이 있다. 특히 구우면 최종당화산물이 급격히 증가한다. 가공육은 생육보다 보존 가능 기간이

1장 · 식사

길기 때문에 조리하기 전부터 이미 최종당화산물이 많은 식품이다. 그런데 그것도 모자라 구워서 조리하니, 최종당화산물의 양이 급격히 증가할 수밖에 없다.

가공육만큼은 아니지만, 소나 돼지 같은 '붉은 육류'에도 발암성이 있을 가능성이 있다. 다양한 연구 결과 '섭취량이 하루에 65g 증가하면 자궁암, 폐암, 식도암, 대장암, 당뇨병 등과 같은 질병에 걸릴 위험성이 커진다'는 내용이 보고되었다.

나도 가공육을 좋아하는데, 너무 예민하게 생각할 필요는 없다. 그래도 연구 결과를 고려하면, 역시 주요리로는 '생선'을 먹는 것이 건강한 장수를 누리는 비결이라 할 수 있겠다.

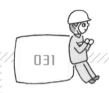

031

미국과 캐나다에서는
사용이 금지된 것들

트랜스 지방산을 피한다

추천도 ★★★★

혹시 빵에 마가린을 발라 먹지는 않는가?

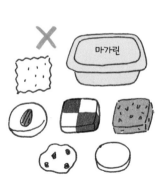

마가린에 들어 있는 '트랜스 지방산'은 우리 몸에 여러모로 악영향을 끼치는 기름이다. 트랜스 지방산은 식물의 기름을 정제·가공하는 과정에서 생기는 것이므로, 마가린뿐 아니라 과자나 도넛 등을 만들 때 사용하는 쇼트닝에도 다량 함유되어 있다.

트랜스 지방산은 나쁜 콜레스테롤을 증가시키고 좋은 콜레스테롤을 감소시키는 작용을 하며, 동맥 경화의 진행을 앞당긴다.

하루에 섭취하는 에너지 중 2%를 트랜스 지방산으로 섭취했더니, 심근 경색 등과 같은 심장병에 걸릴 위험성이 16%나 상승했다는 연구 결과가

있다. 심지어 당뇨병이나 치매에 걸릴 확률이 높아졌다는 연구 결과도 있다.

이러한 결과를 바탕으로 WHO는 2023년까지 '식품에 들어 있는 인공적인 트랜스 지방산을 근절한다'는 방침을 내놓고 각국 정부에 권고하고 있다.

이미 미국, 캐나다, 태국 등의 나라에서는 트랜스 지방산의 사용이 금지되었다. 그 외 국가들 중에도 식품에 함유된 트랜스 지방산의 함유량을 의무적으로 표시하도록 한 국가가 늘었다. 오래 살고 싶다면 트랜스 지방산은 무조건 피해야 한다.

당장 오늘부터 마가린이나 쇼트닝이 들어간 식품은 최대한 피하자. 트랜스 지방산을 먹어서 좋을 건 하나도 없으니까.

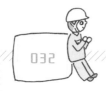

032

오메가6 기름은 세포에 염증을 일으킨다

나쁜 기름을 피한다

추천도 ★ ★ ★

앞서 몸에 좋은 기름으로 체내에서 EPA와 DHA로 전환되는 '오메가3 계열의 지방산'을 소개했는데, 들기름이나 아마씨유가 여기에 해당된다.

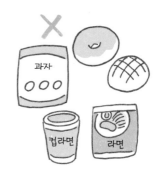

몸에 나쁜 기름의 대표 주자는 '트랜스 지방산'인데, **최대한 피해야 할 기름은 그 외에도 또 있다.** 옥수수유, 대두유(콩기름), 샐러드유 등에 많이 들어 있는 '오메가6 계열의 불포화 지방산'이다.

'오메가6'는 체내에서 합성되지 않기 때문에 인체에 없어서는 안 될 필수 지방산인데, 현대인들은 오히려 과잉 섭취가 문제되고 있다. 오메가6 기름(리놀레산)은 과도하게 섭취할 경우 체내에서 아라키돈산(AA)이라는 물질로 전환되어 세포에 염증을 일으키기 때문이다. 당연히 혈관에도 염증을 일으키는데, 이는 동맥 경화로 이어진다.

식물성 기름은 몸에 좋다고 생각하기 쉽지만, 반드시 그렇지만은 않다.

'오메가6'는 단 빵이나 스낵, 패스트푸드, 인스턴트 라면, 기타 다양한 가공식품에 사용된다. 그래서 일부러 챙겨 먹지 않더라도 사실 대부분의 사람들이 과다 섭취 상태이다.

그러므로 가정에서 기름을 사용해 요리할 때는 오메가6 기름은 피하고 '오메가9 계열 불포화 지방산'인 올리브유나 유채유(카놀라유)를 사용하자. 올리브유는 순도가 높은 엑스트라버진 오일을 추천한다. 오메가9 기름은 쉽게 산화되지 않아 장기 보존이 가능하며 가열 조리법에 적합하다.

단, 어떤 기름이든 과도하게 섭취하면 비만이 될 수 있으니 주의하길 바란다.

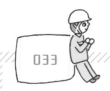

033

인공 감미료는 과도하게
섭취하지 않도록 주의하자

과당을 줄인다

추천도 ★★★

최종당화산물은 일반적으로 포도당(글루코오스)이
단백질과 결합하면서 만들어진다. 그런데 포도당
뿐 아니라 과당(프룩토오스)이라는 당도 체내에서
최종당화산물을 생성한다는 사실이 밝혀졌다.

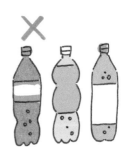

　과일에도 과당이 있지만, 과일은 식이 섬유가
풍부하기 때문에 과일을 먹는다고 몸에 악영향이 미치는 경우는 적다.
단, 지나치게 많이 먹으면 적정 열량을 초과하므로, 건강을 위해서는 하
루에 200g 정도(작은 사과 1개 정도)가 적당하다.

　주의해야 하는 것은 성분 표시에 '과당포도당액당', '과당액당', '이성화당'
이라고 기재되어 있는 인공 감미료이다. 청량음료 등에 많이 들어 있어
다들 한 번쯤은 본 적이 있을 것이다.

이러한 인공 감미료는 자연 유래 포도당보다 10배 빠른 속도로 단백질과 결합하여 최종당화산물을 증가시킨다. 그래서 너무 많이 섭취하면 몸에 최종당화산물이 쉽게 축적되고 만다.

또 인공 감미료는 포도당처럼 혈당치를 높이지 않기 때문에 포만 중추가 자극되지 않아 식욕을 억제할 수가 없으므로, 중성 지방이 증가해 살이 찌기 쉽다는 단점도 있다.

인공 감미료가 사용된 음료나 음식은 많이 먹지 않는 것이 좋다.

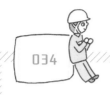

034

혈관을 너덜너덜하게 만드는 위험물

당질 몬스터를 줄인다

추천도 ★★★

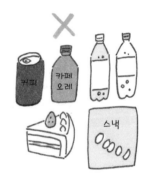

앞서 설명한 혈당 스파이크로부터 혈관 건강
을 지키고 싶다면 당질이 과도하게 함유된 식
품은 최대한 피하자.

　편의점이나 자동판매기에서 언제든 손쉽게
살 수 있는 캔커피, 청량음료, 탄산음료에는
깜짝 놀랄 정도로 설탕이 많다. 캔커피의 경우
설탕 함량이 적은 것이라도 각설탕 2개 분량이 들어간다. 참고로 일반 커
피는 각설탕 3~4개, 카페오레는 10개 분량이다.

　페트병에 든 탄산음료에는 각설탕 10~15개 분량의 설탕이 들어가고,
스포츠 음료에도 5~8개 분량 정도가 들어간다. 한마디로 '당질 몬스터
음료'라 할 수 있다.

또 케이크나 단 빵, 과자 등에도 당질이 듬뿍 들어 있다. 쇼트케이크에는 각설탕 8개 분량, 단팥빵에는 각설탕 6.5개 분량, 소프트아이스크림에는 각설탕 6개 분량, 푸딩에는 각설탕 4개 분량의 설탕이 들어간다. 이것들은 '당질 몬스터 식품'이다.

더 조심해야 하는 것은 음료이다. 케이크 같은 고체는 위장에서 소화 흡수되기까지 시간이 걸리므로 혈당치 상승이 액체에 비해 더디지만, **액체는 위를 쏙 통과해 소장에서 바로 흡수되기 때문에 단번에 혈당치가 상승해 버린다.**

혈당치가 급격하게 상승하고 감소하는 현상이 반복되면, 결국 혈관은 너덜너덜해지면서 노화되고 만다. 설탕은 중독성이 있어 자기도 모르게 자꾸만 손이 가게 되므로, 일주일에 한 번 '치팅 데이'를 정해 그때 섭취하는 편이 좋겠다.

035

노화 예방을 방해하는 주적
패스트푸드를 자제한다

추천도 ★★

식습관이 서구화되면서 급속히 확산된 음
식이 바로 패스트푸드이다. 햄버거 같은
패스트푸드는 칼로리가 매우 높고, 지질
(포화 지방산)이 많으며, 다짐육 같은 가공
육을 사용하고 있다는 점이 특징이다.

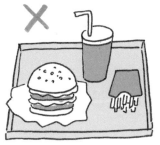

　패스트푸드는 세계화 바람을 타고 전
세계로 퍼졌는데, 최근 급속히 서구화가 진행된 국가 중엔 싱가포르가
있다.

　2012년 중국계 싱가포르인 5만 2,584명을 대상으로 실시한 심장병
발병에 관한 대규모 연구의 결과가 발표되었다. 관찰 기간 중에 사망한
1,397명의 사례를 살펴본 결과, '일주일에 2회 이상 패스트푸드를 먹는

사람'은 심장병으로 사망할 확률이 56%나 높아진다는 사실이 드러났다. 오키나와와 마찬가지로, 서구화된 식습관으로 인한 비만이 심장병 발병률을 높인 근본적인 원인이라고 볼 수 있다.

또 오사카대학교 미생물병연구소의 하라 에이지 교수는 지방이 많은 음식을 먹고 과식하는 습관이 계속되면 간암 발병 위험이 높아지고, 장내 세균의 균형이 깨지면서 대장암 발병으로 이어질 우려도 있다고 지적한다.

나아가 장내 세균의 균형이 깨지면 우울증과 치매로 이어진다는 보고도 나온 바 있다. 이처럼 패스트푸드로 대표되는 '고칼로리·고지방식'은 노화 예방을 방해하는 가장 큰 주적이라고 할 수 있다.

지금껏 습관적으로 패스트푸드를 찾았다면, 이번 기회에 그 습관을 한 번 바꿔 보는 것이 어떨까?

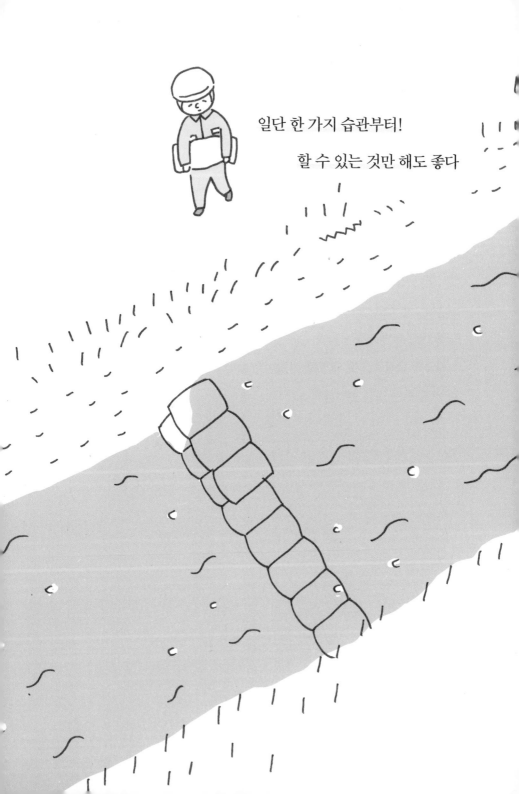

일단 한 가지 습관부터!

할 수 있는 것만 해도 좋다

2장

·

운동

·

·

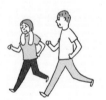

운동 •
기본
설명

근력이 떨어지면 노화가 진행된다

나이 들면 누구나 운동 능력이 떨어진다. 계단 오르내리기가 힘겹고 평지에서도 자꾸 넘어지는 등 허리와 다리가 많이 약해졌음을 실감할 때가 많을 것이다. 이렇듯 운동 능력이 떨어지는 이유는, 일어서거나 걷거나 어떠한 자세를 유지할 때는 근육이 필요한데 나이 들면서 근육량과 근력이 점점 감소하기 때문이다.

항노화 의학에서는 나이 들면서 일어나는 근육량 감소를 '사르코페니아'라고 부른다. 그리스어로 '근육'을 뜻하는 '사르코'와 '상실하다'를 뜻하는 '페니아'의 합성어로, '근육을 상실하다'라는 의미다. 사르코페니아가 무서운 이유는 근육량이 감소하고 운동 능력이 떨어지는 것으로 끝나지 않기 때문이다.

　사실 근육은 혈당치를 조절하는 대표적인 부위이기도 하다. **근육량이 감소하면 혈액 속의 당분이 잘 대사되지 않아 혈당치가 상승하므로 당뇨병이나 고혈압 같은 생활 습관병에 걸릴 위험성이 증가한다.**

　우리 연구 팀은 온몸의 근육 중에서도 특히 대퇴 사두근(허벅지 근육)의 근육량이 감소하면 혈관의 동맥 경화가 진행된다는 사실을 규명해 냈다. 근력이 떨어지면 혈관의 노화가 진행되는 것이다.

골밀도가 감소하면 노화가 진행된다

　골밀도 감소도 운동 능력을 떨어뜨리는 원인이다. 골밀도란 뼛속에 칼슘 등이 얼마나 들어 있는지를 보여 주는 정도를 말하며, 뼈의 단단함을 평가하는 지표 중 하나다. 우리 몸은 오래된 뼈는 부수고 새로운 뼈를 만들어 내는 과정을 반복하는데, 이 시스템이 정상적으로 작동하면 골밀도는 일정하게 유지된다.

　남녀 모두 골밀도는 40세 즈음까지 일정하지만, 그 후 서서히 감소한다. 특히 여성은 폐경을 맞아 여성 호르몬이 줄어드는 50세 전후부터 급격히 감소하는 경향이 있다. 골밀도가 감소하면 뼈가 약해져 쉽게 골절되는데, 이러한 상태를 '골다공증'이라 한다.

　최근 의학계에서 뼈와 혈관의 관계에 대해 연구한 결과, '뼈의 노화'가 '혈관의 노화'와 관련이 있다는 사실이 밝혀졌다. **나이가 들고 운동량이**

부족해 뼈의 대사가 원활히 이루어지지 않으면 뼈에서 칼슘이 빠져나가는 데, 그것이 혈관 내에 축적되어 동맥 경화가 진행된다는 것이다.

정리하자면, 근력과 골밀도의 감소는 단순히 운동 능력만 떨어뜨리는 것이 아니라 혈관의 노화를 촉진해 수명을 단축시키는 원인이 된다.

'노쇠'해지면 수명이 확 단축된다

근력과 골밀도의 감소는 '노쇠'의 위험성을 높인다. 혼자 힘으로 생활할 수 있는 상태와 꼼짝없이 누워서 타인의 도움이 필요한 개호 상태, 그 중간 즈음이 바로 '노쇠'다. 한마디로 심신의 '허약성'을 의미한다.

일본 국립장수의료연구센터의 연구에 따르면, 다음과 같은 5가지 항목으로 노쇠 여부를 판단할 수 있다.

- **몸의 위축:** 의도하지 않은 체중 감소가 있음(과거 2년간 5% 이상)
- **근력 저하:** 악력이 남성 28kg 미만, 여성 18kg 미만임
- **이동 능력 저하:** 보통 보행 속도가 초당 1미터 미만임(신호가 파란불일 때 횡단보도를 다 건너지 못함)
- **낮은 활동성:** 여가 시간 신체 활동량(휴식 시 활동량)이 동년배에 비해 적음
- **피로감:** '모든 게 귀찮다'거나 '일이 손에 잡히지 않는다'고 느낄 때가 있음

이중 3가지 이상 해당되면 '노쇠'라 판단할 수 있다.

'집 나가면 고생'이라며 집에만 틀어박혀 있다가는 반드시 노쇠를 경험할 것이다. 노쇠가 무서운 이유는 그렇지 않아도 수명을 단축시키는 질병을 더 악화시키기 때문이다. **노쇠가 진행되어 활동량이 감소하면 혈류가 나빠져 고혈압과 고혈당이 악화되고, 심장병과 뇌졸중이 초래될 위험성이 높아진다.** 또 에너지 소비량이 줄어들기 때문에 내장 지방이 쌓여 점점 혈관 건강이 나빠지고 지병이 악화되다 결국엔 '누워서' 생활하게 될지도 모른다. 치매가 발병하는 경우도 적지 않다.

이러한 악순환을 피하려면 움직일 수 있을 때 근육과 뼈를 강화하는 것이 중요하다.

근육과 뼈를 강화해 '균형력'을 유지하자

2장에서는 근육과 뼈의 노화를 억제하는 간단한 운동법을 소개하겠다. 근육과 뼈를 강화하면 100세까지 건강하게 살기 위해 꼭 필요한 '균형력'을 키울 수 있다.

균형력이란 비틀거리지 않고 자세를 오래 유지할 수 있는 힘을 말한다. '1분간 한 발로 선 채 버티는 것'이 가능한지 여부가 균형력을 판단하는 지표이다. 자세한 내용은 습관 40 '균형력을 키운다'를 읽어 보길 바란다.

균형력을 유지하기 위해서는 근육과 뼈가 건강해야 한다. 근육과 뼈가 건강해지면 혈관도 건강해지므로 건강 장수로 가는 길이 보일 것이다. 그러니 건강 장수를 위해 즐겁게 운동 습관을 만들어 보자.

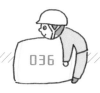

036

자기 체력에 맞는 목표를 세우자

운동 목표를 정한다

추천도 ★★

운동을 시작하기 전에 자기 나이에 맞는 운동
목표를 알아 두면 좋다.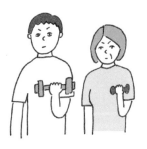

일본 후생노동성은 「건강 증진을 위한 신체
활동 기준 2013」에서 65세 이상인 사람은 신체
활동(청소나 집안일, 앉아서 하는 체조 등을 포함)
을 매일 최소 40분은 할 것을 권장한다. 그리고 18~64세에 해당하는 사람
은 걷기보다 조금 더 센 강도의 신체 활동을 매일 60분, 숨이 차고 땀이 날
정도의 운동을 매주 60분 할 것을 권장한다.

또 연령과 상관없이 모든 사람이 신체 활동을 조금이라도 늘리고(예를
들어 지금보다 10분 더 걷기) 운동하는 습관을 들일 것(30분 이상씩 주 2회
이상 운동할 것)을 권장한다.

2장·운동

나 역시 동의하는 바이다. 운동 능력은 사람마다 다르기 때문에 각자 자신의 운동 목표를 설정하는 것이 중요하다. 평소에 전혀 운동을 하지 않는다면 '일주일에 한 번은 30분 이상 운동하기' 등과 같이 자기 체력에 맞는 목표를 정하자. 지금보다 운동량을 더 늘릴 수 있다면 그것으로 충분하다.

건강 정보

운동 부족인지 아닌지는 '손톱'을 눌러보면 안다!

모세 혈관의 상태를 체크하는 아주 간단한 방법이 있다.

자신의 손톱 색깔을 한번 보자. 손톱이 붉게 보이는 건 손톱 밑의 모세 혈관이 비치기 때문이다.

모세 혈관의 혈액 순환이 잘 되고 있는지는 다음과 같은 방법으로 알 수 있다. 엄지와 검지로 반대쪽 검지 손톱을 5초간 꾹 눌렀다가 확 떼는 것이다.

손가락을 뗀 순간은 손톱 색이 하얗지만 모세 혈관이 건강하다면 2~3초 후 빨갛게 돌아온다. 그보다 시간이 더 오래 걸린다면 혈액 순환이 나쁘다는 뜻이다.

'제2의 심장'을 튼튼하게 유지하자

종아리를 강화한다

추천도 ★ ★ ★ ★

근력 강화 초급 단계라면 가장 먼저 '종아리'를 공략하는
것이 좋다.

심장에서 보내진 혈액은 동맥을 통해 온몸을 순환하고
다시 정맥을 통해 심장으로 돌아간다. 이때 중력을 거슬러
발에서 심장까지 혈액을 밀어 올리는 데 중요한 역할을 하
는 것이 바로 하체 근육이다. 특히 '제2의 심장'이라고도 불
리는 종아리 근육은 혈액을 심장으로 되돌려 보내는 펌프
역할을 담당한다.

종아리는 '장딴지근(종아리 피부 아래 근육)'과 가자미근(장딴지근 아래에
붙은 근육)'으로 구성된다. 이 두 근육이 수축과 이완을 반복하면 근육 속
을 지나가는 정맥도 이완과 수축을 반복하여 혈액을 심장으로 돌려보낸

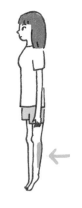

2장 · 운동

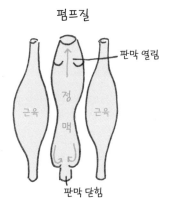

펌프질

판막 열림

근육 정맥 근육

판막 닫힘

다. 소젖을 짜는 원리와 비슷하다.

종아리는 이족 보행을 하는 인간에게만 있는 특별한 근육이다. 중력을 거슬러 끊임없이 혈액을 심장으로 보내야 하기 때문이다.

하지만 나이 들거나 운동량이 부족하면 종아리 근육이 딱딱하게 굳거나 쇠약해진다. 그러면 펌프 기능이 제대로 작동하지 못해 혈액 순환이 점점 악화되고 만다. 그러니 운동을 통해 강화할 필요가 있다.

이때 추천하는 것이 바로 '뒤꿈치 들었다 내리기'다. 뒤꿈치를 들었다 내리는 동작은 종아리 근육을 효율적으로 움직여 적당한 자극을 줄 수 있다.

균형을 잡기가 힘들면 의자 등받이나 벽 같은 것을 잡고 해도 된다. 무언가를 붙잡지 않아도 균형을 잘 잡을 수 있다면, 설거지를 하거나 빨래를 널거나 횡단보도에서 신호를 기다릴 때 등 언제 어디서나 실천할 수 있는 방법이다.

뒤꿈치 들었다 내리기

1. 두 발의 뒤꿈치를 천천히 들어 발끝으로 선다.

(등을 곧게 펴고 위에서 머리를 쭉 잡아당긴다는 느낌으로 선다.)

2. 뒤꿈치에 체중을 실어 천천히 바닥까지 내린다.

※ '들었다 내리기'를 30회씩 약 1분 동안 반복한다.

※ 하루 3세트를 목표로 한다. (여유가 있다면 몇 세트를 해도 상관없다.)

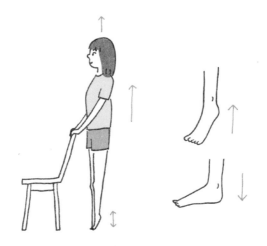

특히 장시간 앉아 있거나 장시간 서 있는 시간이 많은 사람은 종아리 근육이 쇠약해질 우려가 있으니 뒤꿈치 들었다 내리기로 혈류를 촉진시키자.

혈류가 좋아지면 혈관 내피세포에서 혈관을 확장해 부드럽게 만드는 물질인 이산화 질소가 분비되므로 혈관 나이를 젊게 되돌리는 효과도 기대할 수 있다.

또 종아리 근육을 강화하면 부종과 고혈압, 고혈당이 개선되고 대사가 원활이 이루어져 다이어트 효과도 있다. 피로 물질과 노폐물이 잘 회수되니 노화 예방 효과도 있다.

038

튼튼한 허벅지로
사르코페니아를 물리치자

대퇴 사두근을 강화한다

추천도 ★★★★

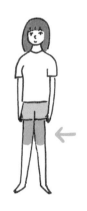

사르코페니아를 예방하는 대표적인 근육으로는 '대퇴
사두근(넙다리 네 갈래근)'이 있다. 대퇴 사두근은 허벅
지 앞쪽 근육을 말한다.

우리 연구 팀은 대퇴 사두근의 단면적을 컴퓨터 단층
촬영 장치(CT)로 찍어 사르코페니아 연구를 진행했는
데, 그 결과 **대퇴 사두근의 면적이 클수록 동맥 경화가
발병할 가능성이 적다는 사실이 밝혀졌다.**

또 중심동요계를 사용해 대퇴 사두근의 단면적 감소와 몸의 균형의 관
련성을 조사했더니, 대퇴 사두근이 클수록 몸의 균형이 좋다는 결과가
나왔다. 사르코페니아를 예방하기 위해서는 대퇴 사두근을 중심으로 강
화하는 것이 효과적이라는 의미이다.

사르코페니아가 있는 사람

건강한 사람

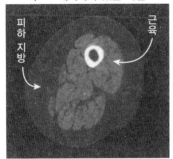
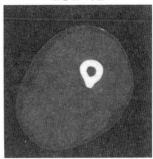

사르코페니아가 있는 사람(왼쪽)은 근육이 위축되고 피하 지방이 증가함

대퇴 사두근과 함께 허벅지 뒤쪽에 위치한 대퇴 이두근(넙다리 두 갈래근, 햄스트링의 일부)까지 강화하면 허벅지 근육이 커지므로 사르코페니아 예방 효과는 더 높아진다.

그러면 이 두 개의 근육을 키우는 간단한 운동법을 알아보자. 좌우 각각 천천히 10회씩 반복하고, 하루 2~3세트 하는 것이 좋다.

대퇴 사두근 강화법 – 앉아서 한 발 들기

허리와 무릎에 부담을 주지 않고도 효율적으로 대퇴 사두근을 강화하는 운동이다. 허리 깊숙이 위치한 대요근도 함께 강화할 수 있다.

1. 앉아서 한쪽 발을 든다.

의자 끝부분에 걸터앉아 의자 양쪽을 두 손으로 살짝 붙잡고 등을 곧게 쭉 편다. 허벅지를 들어 올린다는 느낌으로 무릎은 굽힌 채 한쪽 다리를 올린다. (발이 지면에서 10~15cm 정도 떨어지도록 한다.)

2. 바닥에 닿을락말락할 때까지 내린다.

들어 올린 다리를 바닥에 닿을락말락할 때까지 내린다. (발이 바닥에 닿지 않도록 주의한다.)

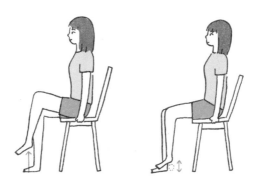

대퇴 이두근 강화법 – 뒤로 한 발 들어 올리기

허벅지 뒤쪽의 대퇴 이두근(햄스트링의 일부)과 대둔근(엉덩이 근육)을 강화하는 운동이다. 지탱하는 다리의 균형력을 키울 수 있다.

1. 의자 등받이를 잡고 선다.

의자 뒤로 30~40cm 떨어진 위치에 서서 상체를 약간 앞으로 기울여 의자 등

받이를 잡는다. (체중을 심하게 싣지 않는다.)

2. 한쪽 다리를 뒤로 들어 올린다.

무릎을 쭉 펴고, 한쪽 다리를 뒤로 천천히 들어 올린다. 올릴 수 있는 데까지 올린

다음, 다시 천천히 내린다. (상체가 앞으로 기울어지거나 허리가 꺾이지 않도록 주의

한다.)

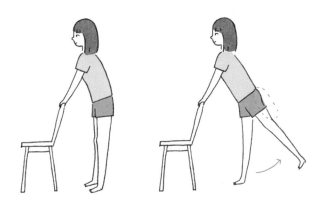

039

콩콩 뛰기만 하면 되는 간단한 운동

척추 기립근과 뼈를 강화한다

추천도 ★★★★

사르코페니아 예방법 중에서 가장 쉬운
운동은 바로 '점프'이다.

힘껏 높이 뛰는 것이 아니라 **가볍게 그
자리에서 콩콩 뛰기만 하면 된다.** 일단 방
법은 오른쪽 페이지에 자세히 소개되어
있다.

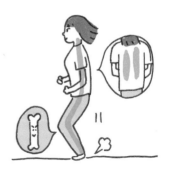

콩콩 뛰기를 하면 대퇴 사두근과 햄스트링(허벅지 뒤쪽 근육), 그리고 종
아리 근육까지 자극할 수 있다. 콩콩 뛰기만으로 사르코페니아도 예방하
고 종아리의 펌프 기능도 활성화하는 것이다.

콩콩 뛰기

1. 몸의 힘을 뺀 채 등을 곧게 펴고 선다.

(손은 편하게 내리고 시선은 정면을 바라본다.)

2. 뒤꿈치가 바닥에서 살짝 떨어질 만큼만 뛴다.

(높이 뛸 필요는 없고, 뛰는 타이밍에 맞추어 1, 2, 3… 숫자를 세면서 살짝살짝 뛴

다. 호흡은 편하게 하되 멈추지 않는다.)

3. 착지할 때는 무릎을 살짝 굽힌다.

(무릎을 살짝 굽혔다가 그 반동으로 다시 뛴다.)

※ 목표: 1분에 100회(무리하지 않는다. 가능한 만큼만 해도 좋다!)

※ 하루 목표: 총 300회

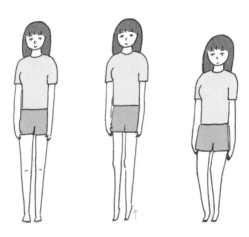

그뿐만이 아니다. 다음과 같은 효과도 기대할 수 있다.

1. 전신 운동이므로 대사가 활발해진다.
2. 유산소 운동이므로 지방이 연소해 혈관이 부드러워진다.
3. 척주 기립근(척추 양쪽에 위치한 근육)과 복근 등 '체간 근육'이 강화되어 잘 넘어지지 않고 몸의 균형이 잡혀서 어깨 결림이나 허리 통증도 개선된다.
4. 뼈를 자극해 튼튼하게 만든다.

콩콩 뛰기를 하면 1, 2번과 같이 야외 조깅을 하는 것과 비슷한 운동 효과를 얻을 수 있다. 직접 해 보면 알겠지만, 콩콩 뛰기를 하고 난 후에는 체온이 올라가 제대로 된 운동을 한 것처럼 상쾌함이 느껴진다. **조깅 등과 달리 무릎에 가해지는 부담이 적으므로, 달리기가 힘든 사람이 시도해 볼 수 있는 전신 운동이다.**

3번의 경우, 지면에서 수직으로 뛰었다가 다시 제자리에 착지하려면 체간(몸통)이 잘 버텨 주어야만 한다. 즉, 콩콩 뛰기를 하면 자연스럽게 체간 근육이 강화된다. 척추 양쪽에 위치한 '척주 기립근'은 허리와 어깨의 근육을 지탱하는, 체간의 중심이 되는 근육이다. 이 부위를 강화해 주면 어깨 결림과 허리 통증도 개선될 것이다.

4번처럼 뼈에 자극을 주지 않으면 새로운 뼈세포의 생성 속도가 오래된 뼈세포의 파괴 속도를 따라가지 못해 결과적으로 골밀도가 감소한다. 그런데 **콩콩 뛰기를 하면 뼈에 자극을 줌으로써 골밀도를 유지하고 골다**

공증을 예방할 수 있다.

콩콩 뛰기! 정말 대단하지 않은가?

실로 엄청난 운동이다. 매우 간단하지만 다양한 노화 예방 효과를 기대할 수 있는 운동이 바로 콩콩 뛰기다. 그러니 오늘부터 당장 뛰어 보자!

040

균형력을 키운다

추천도 ★★★★★

내가 소속되어 있는 에히메대학교 항노화·예방의료센터에서는 노화와 '눈 뜨고 한 발 서기 시간(눈을 뜬 채 한 발로 서 있을 수 있는 시간)'의 관련성을 10년 이상 연구해 왔다. 결론부터 말하면, '한 발 서기'를 할 수 있는 사람은 '오래 살 가능성이 높다.'

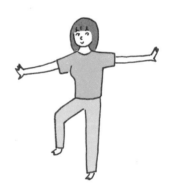

일단 오른쪽 페이지를 보고 눈을 뜬 채 한 발로 서는 방법부터 알아보자.

우리는 이 방법으로 몸의 균형력과 인지 기능의 관계를 조사했다. 390명(남성 151명, 여성 239명, 평균 연령 67세)에게 최대 60초 동안 한

눈 뜨고 한 발 서기

1. 두 발을 모으고 선다.

(다리는 쭉 펴고 선다. 심호흡을 하며 긴장을 풀어 준다.)

2. 한쪽 발을 바닥에서 살짝 뗀다.

(어느 쪽 발을 들든 상관없다. 다만 눈은 뜬 상태로!)

3. 그대로 1분간 유지한다.

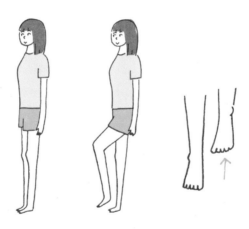

발로 서 있게 한 뒤 자기 공명 영상(MRI)으로 뇌 위축도를 조사했더니, 한 발 서기 가능 시간이 짧은 사람일수록 뇌가 위축되어 있다는 사실을 알 수 있었다.

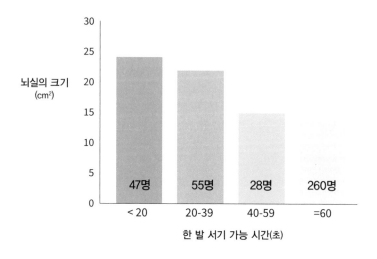

· 한 발 서기가 가능한 시간과 뇌의 위축도 ·

뇌실의 크기
(cm²)

	< 20	20-39	40-59	=60
	47명	55명	28명	260명

한 발 서기 가능 시간(초)

　그 후, 50세 이상의 건강한 1,387명(남성 546명, 여성 841명)을 대상으로 실시한 연구에서는 한 발 서기 시간이 다양한 질병과 관련이 있다는 사실이 드러났다.

　특히 한 발 서기 가능 시간이 20초 미만인 사람은 '무증상 열공성 뇌경색', '무증상 미세 뇌출혈'이 있을 가능성이 높다는 사실이 밝혀졌다. 이는 나중에 뇌졸중이 발병할 가능성이 높다는 점을 시사한다.

　한 발 서기와 수명에 관한 연구는 현재 전 세계에서 이루어지고 있다. 브라질 연구 팀이 1,702명을 대상으로 실시한 조사에 따르면, 한 발 서기 자세를 10초도 유지하지 못한 피험자의 7년 후 사망률은 17.5%에 달하며, **한 발 서기 자세를 10초 이상 유지한 사람에 비해 어떠한 원인으로**

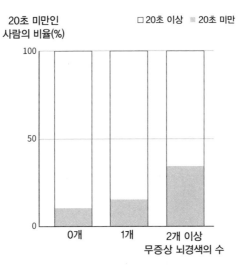

20초 미만인
사람의 비율(%)

□ 20초 이상 ■ 20초 미만

100

50

0

0개   1개   2개 이상

무증상 뇌경색의 수

인해 사망할 위험이 84%나 높다는 사실이 판명되었다.

한 발 서기와 수명은 대체 어떤 관련이 있는 것일까?

한 발 서기는 근육이 탄탄하고 뼈가 튼튼해야 한다. 따라서 **한 발 서기를 하지 못하는 사람은 근력과 골량이 떨어진 사르코페니아 상태라 추측할 수 있다.**

사르코페니아는 혈관 노화를 촉진하므로 뇌경색 등과 같은 다양한 생활 습관병이나 뇌 위축을 초래한다.

습관 37~39에서 소개한 운동을 하면 사르코페니아를 예방·개선할 수 있으므로, 한 발 서기를 오랜 시간 할 수 있게 될 것이다. 당장은 잘 되지 않더라도, 1분 이상 유지하는 것을 목표로 삼자.

한 발 서기는 단순한 운동이 아니다. 뇌졸중이나 치매와 같은 질병을 발견하는 데 도움이 되는 '진단 기능'도 겸하고 있으니, 습관을 들이면 그 자체가 매우 효과적인 '사르코페니아 예방법'이 된다.

한 발 서기를 매일 하면, 허벅지의 대퇴 사두근과 햄스트링을 강화할 수 있다. 또한 뼈에 적당한 자극을 주어 골밀도를 높이는 효과도 있다.

1분간 한 발 서기를 1일 3회 실시하면 발목뼈에는 50분 걷는 것과 비슷한 정도의 부하가 가해진다. 한마디로 매우 효율이 뛰어난 운동이다. 1분간 한 발 서기가 안 되는 사람도 매일 도전하다 보면 근육과 뼈가 강화되어 서서히 한 발로 서는 것이 가능해질 것이다.

또, 제2의 심장인 종아리에 자극이 가해져 혈액 순환이 좋아진다. 몸이 비틀거리지 않도록 뇌를 기점으로 한 신경망도 활성화되므로, 두뇌 트레이닝 효과도 기대할 수 있을 것이다.

사르코페니아 예방법으로 여러 습관을 한꺼번에 들이는 게 힘들다면, 하루에 세 번 '1분간 한 발 서기'만이라도 생활 속에서 실천해 보자.

3초면 알 수 있다! 사르코페니아 체크법

자신이 사르코페니아일 가능성이 있는지 여부는 다음과 같은 간이 체크법으로 알수 있다.

주로 잘 쓰는 다리 말고, 그 반대쪽 다리의 종아리에서 가장 두꺼운 부분을 양손의 엄지와 검지를 이용해 감싸 쥐어 보자.

양손의 엄지와 검지만으로 다 감싸지지 않는다면 근육량이 충분한 것이다. 반면에 손가락과 종아리 사이에 틈이 있다면 사르코페니아일 가능성이 크다.

이는 의학 논문에도 실린 내용이다. 해당하는 사람은 이 책을 참고하여 근육을 키우는 습관을 들여 보자.

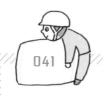

041

냉한 체질과 붓기에 효과적인 운동

모세 혈관의 혈류를 촉진한다

추천도 ★★

우리 몸 전체에 퍼져 있는 모세 혈관은 그 길이
가 지구 두 바퀴 반에 달할 만큼 길다고 한다.
냉한 체질과 붓기, 어깨 결림 등의 증상으로 고
생하는 사람은 모세 혈관의 혈류에 문제가 있
을 가능성이 있으니 다음에 소개하는 운동을
실천해 보자.

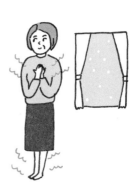

　누워서 손발 털기는 하루를 마무리하기 전 침대 위에서 하면 좋다.

　누워서 손발을 털어 주면 손과 발에 집중되어 있는 모세 혈관의 혈류가
개선된다.

　제자리 뛰기를 하면 허벅지 근육과 종아리 근육이 자극을 받아 혈류가

개선된다. 일주일간 지속했을 때 모세 혈관의 양이 증가했다는 연구 결과
도 있다.

누워서 손발 털기

1. 바닥에 등을 대고 누운 뒤 손과 발을 수직으로 올린다.

2. 수직으로 올린 양손과 양발을 30~60초간 마구마구 털어 준다.

3. 휴식 후, 1~2를 3회 반복한다.

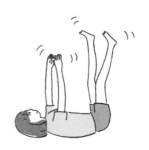

제자리 뛰기

제자리에서 20회 뛴다.

(두 팔은 크게 흔들고 허벅지는 높이 들어 올린다.)

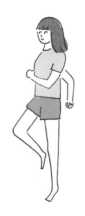

042

악력 감소는 운동 부족이란 증거

악력을 키운다

추천도 ★★

사르코페니아의 징후는 악력에서도 나타난다.

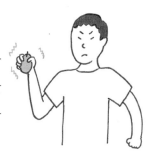

2015년 캐나다 맥마스터대학교의 대릴 레옹 박사는 《랜싯》에 발표한 연구에서 악력이 약할수록 전체 사망 위험이 증가한다는 사실을 밝혀냈다.

이 연구는 세계 17개국 17만 명 이상(35~70세)을 약 4년간 추적 조사한 것으로, 악력이 5kg 감소할 때마다 전체 사망 위험이 16%, 심혈관계 사망률이 17% 이상, 뇌졸중 위험이 9%, 심근 경색 위험이 7% 이상 증가한다는 사실이 드러났다.

다만 악력이 센 사람은 원래 운동을 자주 하는 경향이 있으므로, 그로 인해 사망 위험이 낮은 것이라고도 생각할 수 있다. 즉, 악력의 감소는

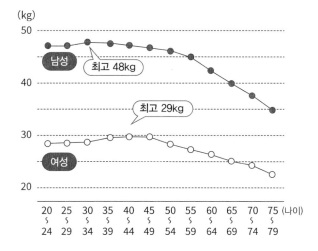

• **성인의 악력 변화** •

(kg)

남성 최고 48kg

여성 최고 29kg

20 25 30 35 40 45 50 55 60 65 70 75 (나이)
∫ ∫ ∫ ∫ ∫ ∫ ∫ ∫ ∫ ∫ ∫ ∫
24 29 34 39 44 49 54 59 64 69 74 79

사르코페니아의 징후이자 운동량을 측정하는 지표가 된다.

일본 문부과학성 자료에 따르면, 남성은 악력이 30~34세에 절정(최고 48kg)에 달하며, 여성은 40~44세에 절정(최고 29kg)에 달한다.

악력은 신체 다른 부위의 근육보다도 절정을 맞이하는 연령이 높고, 20대에서 50대까지는 힘의 차이가 크게 없다.

이는 우리가 일상생활에서 빈번히 악력을 사용하기 때문이다. 손으로 무언가를 잡거나 집고, 악수를 하고, 물기 등을 짜고, 무언가를 묶거나 들어 올리는 등 생활 속에서 악력을 필요로 하는 상황은 매우 많다. 쓸 기회가 많은 만큼 자연히 단련되기도 쉬운 것이다. 하지만 50대 이후로 넘어가면 악력도 서서히 줄어든다. 일상생활 속 활동량이 감소한 것이 그 원인 중 하나이다.

악력을 유지하기 위해서는 '손을 쓰는' 일이나 집안일을 적극적으로 하는 것이 중요하다.

다음에 소개하는 '손발가락 쥐락펴락 운동'도 도움이 될 것이다. 손가락과 발가락을 동시에 단련함으로써 모세 혈관의 혈류를 촉진해 붓기와 혈전 예방을 돕는 운동이다. 하루를 마무리하며 침대 위에서 하면 좋을 듯하다.

손발가락 쥐락펴락 운동

바닥에 등을 대고 누운 뒤, 팔꿈치를 접어 양손이 위를 향하도록 한다.

[손가락]

- 엄지를 안쪽으로 넣어 주먹을 꽉 쥔다. (쥐락)

- 손끝까지 쫙 펼친다. (펴락)

- 10회 반복한다.

[발가락]

- 발목을 쭉 펴면서 발가락을 꽉 오므린다. (쥐락)

- 발목을 접어 발등을 몸 쪽으로 당기면서 발가락을 쫙 편다. (펴락)

- 10회 반복한다.

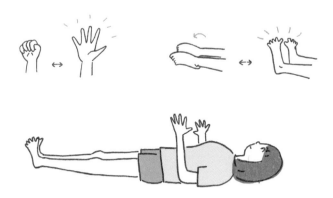

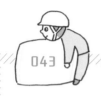

043

대화가 가능한 수준의 강도가 좋다

유산소 운동을 한다

추천도 ★★★★

노화를 예방하는 운동에 '유산소 운동'이
빠질 수 없다. 산소를 들이마시면서 천천
히 에너지를 소비함으로써 여분의 내장 지
방을 연소시켜 동맥 경화를 예방해 주기
때문이다. 구체적인 종목으로는 걷기, 실
내 자전거, 느린 수영 등이 적당하다.

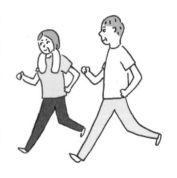

　유산소 운동을 할 때 중요한 점은 너무 열심히 하지 않는 것이다. 숨은
차지만 싱글벙글 웃으면서 대화할 수 있는 수준의 강도가 적당하다. 나는
이걸 '싱글벙글 운동'이라 부른다.

　목표 운동 시간은 20~30분 정도로 잡기를 추천한다. 이는 내장 지방의
연소가 시작되기까지 걸리는 시간이다.

또 헬스장에 가서 러닝머신이나 실내 자전거를 타는 사람은 맥박 수(심박수)를 체크해 봐도 좋다. '싱글벙글 운동'에서 이상적으로 보는 1분간 맥박 수는 다음과 같다.

- 40세 이하의 건강한 사람: 180 − 나이

  만약 30세라면 1분간 맥박 수는 150이다.
- 40세 이상인 사람: 138 − (나이 ÷ 2)

  만약 60세라면 1분간 맥박 수는 108이다.

요즘 나오는 러닝머신이나 실내 자전거는 맥박 측정이 가능하다. 맥박 수가 심하게 증가하지 않도록 주의하면서 운동하면 무리할 일도 없다.

유산소 운동을 할 때는 정확한 호흡법으로 산소를 들이마시는 것이 중요하다. 나도 실내 자전거를 탈 때 습관 58에서 소개하는 '내뱉는 호흡(날숨)'에 신경을 쓰면서 탄다. 들이마실 때는 1에서 4까지, 내뱉을 때는 1에서 6까지 센다.

이렇게 들숨보다 날숨을 더 길게 내쉬는 방법은 고령자들 중 심장에 부담을 주면 안 되는 사람들에게 좋다. 그 원리는 자율 신경(교감 신경과 부교감 신경)의 작용을 통해 설명할 수 있다.

운동을 하면 누구나 교감 신경의 작용이 활발해져 심박수가 증가하는데, 호흡을 길게 내뱉으면 교감 신경과는 정반대의 작용을 하는 부교감 신경의 활동이 활발해진다. 부교감 신경은 편안한 상황에서 작용하는 신경이므로 과도한 심박수 상승을 막을 수가 있다.

또 폐를 부풀리는 호흡을 하면 호흡근을 강화할 수 있다. 노화에 의해 호흡이 얕아지거나 성대 상태가 좋지 않은 사람은 호흡의 깊이를 의식하면서 운동하면 좋겠다.

한편, 추천하지 않는 운동은 '무산소 운동'이다. 단거리 달리기나 벤치프레스 등의 근력 운동처럼 호흡을 하지 않고 순간적으로 힘을 주는 운동은 몸에 과도한 부담을 주어 몸이 망가질 수 있으므로 노화 방지에는 도움이 되지 않는다.

고령자일수록 '강화'를 위한 고강도 운동이 아니라 웃고 대화를 나누면서도 할 수 있을 만한 정도의 운동을 통해 체력과 근력을 '유지'하는 것이 좋다.

건강 정보

일상생활 자체를 운동으로 바꾸자!

운동을 안 하던 사람이 바로 운동을 시작하려면 아마 힘들 것이다. 그런 사람은 우선 일상생활 속 행동에 살짝 변화를 주어 근력을 유지하는 방향으로 노력하자. 예를 들어 '엘리베이터나 에스컬레이터가 아니라 계단 이용하기', '보폭을 크게 하여 걷기', '출퇴근 시 지하철역 한 정거장 일찍 내려 걷기' 등과 같이 사소한 변화를 주는 것이다.

이를 꾸준히 실천해 습관으로 만들기만 해도 근력 유지에 도움이 된다. 좀 더 여유가 있다면 운동 시간을 따로 마련하는 것도 좋다.

044

걷고 있는 한 인간은 건강하다!

하루에 4,000보 이상 걷는다

추천도 ★★★★★

누구나 가볍게 실천할 수 있는 운동이라고 한다면 걷
기를 꼽을 수 있다.

걷기 운동의 건강 효과는 대략적으로 추려 봐도 다
음과 같다.

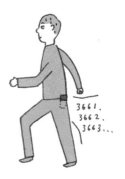

- **고혈압과 당뇨병 예방**

  걸을 때 혈중 포도당이 쓰이므로 혈당치를 낮추는 효과가 있다.

- **대사 증후군 예방**

  내장 지방을 연소시켜 심근 경색이나 뇌졸중으로 이어질 수 있는 다양한 생활

  습관병을 예방한다.

- **골다공증 예방**

뼈에 적당한 자극을 주어 골밀도가 증가한다.

• 사르코페니아 예방

하체 근육을 중심으로 하여 온몸의 근육이 골고루 강화된다.

• 우울증 예방

특히 아침에 걸으면 '행복 호르몬'이라 불리는 세로토닌의 분비가 촉진되어 우울증 예방에 도움이 된다.

• 치매 예방

뇌가 활성화되어 인지 기능이 개선된다. 뇌 속 해마의 부피가 증가한다는 연구 결과도 있다.

이러한 효과들은 이미 전 세계의 의학 연구를 통해 증명된 것이므로, 걷기 운동이 건강에 좋다는 점은 의심할 여지가 없다.

우리 연구 팀은 하루에 1.6km 이상 걷기를 목표로 걷기 운동을 시켰더니 참가자의 골연령이 여덟 살이나 젊어졌다는 사실을 확인했다. 또 내장 지방이 감소하고 좋은 콜레스테롤이 증가하며 뇌 연령(마음이 건강한 정도)이 젊어지는 등 노화 예방과 관련이 있는 검사 항목이 일제히 개선되었음을 알 수 있었다.

'매일 꾸준히 걷기'는 가장 먼저 실천해야 할 운동 습관이다. 그러면 하루에 얼마나 걸으면 좋을까? 이상적인 걸음 수는 8,000보이다.

미국에서 약 1만 5,000명을 대상으로 연구를 실시했는데, '약 8,000보까지는 걸으면 걸을수록 수명이 늘어나는 경향이 있다'는 결과가 나왔다.

그런데 8,000보를 초과하면, 그 이후부터는 큰 차이가 없었다고 한다.

일본 군마현 나카노조마치에 사는 65세 이상의 주민 약 5,000명을 대상으로 15년에 걸쳐 생활 습관과 건강의 관련성을 조사한 '나카노조 연구'도 있는데, 이 연구에서도 1일 8,000보 걷기의 중요성이 언급되었다.

일본 후생노동성 조사에 따르면, 60~69세 남성의 하루 평균 걸음 수는 6,744보, 70세 이상 남성은 5,219보, 60~69세 여성은 5,841보, 70세 이상 여성은 4,368보이다. 생활 양식과 하체의 상태에 따라 다르지만, 평소 생활만으로 8,000보를 넘기기는 어려우므로 걷기를 운동 습관으로 들이는 것이 좋을 듯하다.

하루 20~30분 이상 걷는 것이 가장 이상적이다. **요즘은 대부분 스마트폰에 걸음 수를 측정해 주는 앱이 깔려 있으니, 그걸 이용해 8,000보를 걷도록 노력해 보자.** 물론 시판되고 있는 만보계를 이용해도 상관없다. 참고로 보행 속도는 평소보다 조금 빠르게 걸어야 효과적이다.

지금까지 난 외래 진료 환자에게도 똑같이 "매일 8,000보씩 걸으세요"라고 말했다. 하지만 최근에는 고령자가 점점 많아져 '8,000보를 걷기가 쉽지 않다'는 말을 종종 듣는다. 나 역시 하루 동안 측정한 걸음 수를 보면 스스로는 꽤 많이 걸었다고 생각했는데, 실제로는 하루 평균 걸음 수가 5,000보 정도밖에 되지 않았다.

그래서 요즘은 "**목표는 8,000보이지만 최소한 4,000보는 걷도록 노력하세요**"라고 말한다.

걸음 수	예방(개선) 가능성이 있는 질병 및 증상
2,000보	와병 생활
4,000보	우울증
5,000보	치매, 심혈관계 질환, 뇌졸중
7,000보	동맥 경화, 골다공증, 골절
7,500보	사르코페니아(근감소증)
8,000보	고혈압, 당뇨병, 이상 지질 혈증 등
10,000보	대사 증후군(75세 미만일 경우)

위의 표를 보자. '건강일본21'*의 통계에 따르면 대략 4,000보 정도 걸을 경우 우울증을, 5,000보 정도 걸을 경우 치매를 예방할 가능성이 있다고 한다.

또 세계적으로 유명한 알츠하이머병 연구지 《알츠하이머병 저널》에 다음과 같은 연구가 발표되었다. 기억 장애가 있는 사람 26명(평균 연령 73세)을 7일간 추적 조사하여 1일 평균 걸음 수를 조사하고 뇌 MRI 검사와 신경 심리학적 검사(지능, 기억, 언어 등과 같은 고차적인 인지 기능의 정도를 평가하는 인지 기능 검사)를 받도록 했다. 그러자 하루 평균 걸음 수가 4,000보 이상인 그룹은 4,000보 이하인 그룹에 비해 기억을 관장하는 뇌의 해마 부근의 부피가 크고, 주의력이 높으며, 정보를 처리하는 속도도 빠르다는 결과가 나왔다.

즉, 이미 치매의 우려가 있는 사람이라도 매일 4,000보 이상 걷는 습관을 들인다면 치매의 진행을 예방할 가능성이 있다고 볼 수 있다. 고령이라 8,000보를 걷기가 어렵다면 최소한 4,000보는 걷도록 노력하자.

또 연령이나 지병에 따라 걷기 운동을 하기에 적합한 시간대가 다르다. **식후 운동은 당뇨병 환자이거나 당뇨병 예비군에 해당되는 사람들에게 적합하다.** 특히 아침 식사 후 걷기 운동을 하면 혈액 속의 포도당이 에너지로 전환되어 식후 고혈당을 개선할 수 있다.

당뇨병 위험군이 아니라면 식전 운동을 추천한다. 식사 전 혈당치가 낮을 때 걷기 운동을 하면 지방이 쉽게 연소되므로 다이어트 효과도 기대할 수 있다.

다만, 고령자일 경우 식전에 걷기 운동을 하고 싶다면 '잠에서 깬 후 1시간이 경과한 뒤'에 하길 바란다. 너무 이른 아침에 걸으면 혈압이 불안정해 혈전이 생기기 쉽고, 식후 바로 운동을 하면 위장으로 가는 혈류가 증가하는 바람에 식후 저혈압이 나타나 의식 소실이 동반될 위험이 있으므로 주의할 필요가 있다.

* 일본 후생노동성이 2000년부터 실시한 '제3차 건강 만들기 대책'을 지칭하는 말. 21세기의 건강 수명 연장을 위한 계획으로 만들어졌다—옮긴이.

045

운동이 힘든 사람에게 추천한다!

자전거를 탄다

추천도 ★★

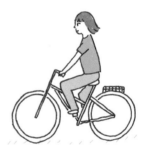

자전거 타기는 걷기와 함께 대표적인 유산소 운동으로 꼽힌다. 자전거 타기는 페달을 밟는 동작을 통해 대퇴 사두근과 허리 근육에 적당한 부하가 가해지므로 사르코페니아 예방에 더할 나위 없이 좋은 운동이다.

또 핸들을 조작하고 상체를 한 자세로 유지해야 하므로 복근, 척주 기립근 등과 같은 체간 근육과 악력을 키울 수 있다. 한마디로 자전거 타기는 전신 근육에 적당한 자극을 주는 운동이다.

그런데 그런 것치고는 조깅이나 러닝에 비해 발목이나 무릎에 가해지는 부담이 적기 때문에 다칠 우려가 적다는 것이 장점이다. 에너지 소비도 러닝의 3분의 1 정도이므로 피로감도 덜하다. 그래서 꾸준히 하기 쉽다는 장점이 있다. 운동이 힘든 사람에게 추천할 만한 유산소 운동이다.

출퇴근할 때 또는 가까운 곳에 갈 때, 평소에 차를 타고 다니던 곳을 자전거를 타고 간다면 그것만으로도 엄청난 운동 효과를 기대할 수 있다.

쉬는 날 자연이 아름다운 곳으로 자전거를 타고 나가 보는 것도 좋다. 평소와 다른 풍경 속에서 햇빛을 받으며 기분 좋게 자전거를 타고 달리다 보면, 뇌에서 도파민과 세로토닌 등의 신경 전달 물질이 분비되어 행복감과 동기 부여가 높아질 것이다.

스트레스가 많은 삶을 살고 있다면, 자전거를 타는 습관을 들여 보는 것이 어떨까?

뭔가 몸이 가벼워졌어

아직 해 보지 못한
다른 습관들도 재미있어 보이네

3장
·

생활 습관

·
·

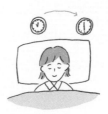

'혈관'과 '자율 신경'은 밀접한 관련이 있다

　혈관 건강을 이야기할 때 빼놓을 수 없는 것이 바로 '자율 신경'의 작용이다. 인체의 모든 혈관을 따라 분포해 있는 자율 신경은 모든 장기의 기능과 혈액의 흐름, 호흡과 심박 등을 조절하는 신경이다.

　우리가 '혈액을 혈관으로 흘려보내야지!'라고 생각하지 않는데도 자동적으로 혈액이 흐르는 것은 전부 자율 신경 때문이다. 자율 신경은 뇌에서 시키지 않아도 독자적으로 기능하는 '생명 유지 장치'라 할 수 있다.

　자율 신경은 '교감 신경'과 '부교감 신경'으로 나뉜다. 교감 신경은 활동적인 낮 시간대에 활성화되는데, 교감 신경이 활성화되면 혈관이 수축하면서 혈압은 높아진다. 부교감 신경은 휴식을 취하는 밤 시간대에 활성화되며, 부교감 신경이 활성화되면 혈관이 적당히 이완되면서 혈압은 낮아진다.

교감 신경과 부교감 신경이 24시간 동안 균형을 이루며 작동함으로써 우리 몸은 정상적으로 기능한다. **교감 신경과 부교감 신경이 균형을 이루면 혈관의 수축과 이완이 리드미컬하게 이루어지면서 혈관이 펌프 역할을 하므로 혈액 순환이 원활해진다.**

혈액 순환이 원활하면 전신 세포에 산소와 영양소가 과하거나 부족하지 않게 충분히 전달되고, 혈액 속 노폐물과 피로 물질이 깨끗하게 제거된다. 이는 동맥 경화 예방으로 이어지고, 혈관 건강을 유지하는 데 도움이 된다. 즉, 교감 신경과 부교감 신경의 균형(자율 신경계 균형)이 깨지면 아무리 건강에 좋은 음식을 먹고 운동을 하더라도 노화를 막기엔 역부족인 것이다.

**생활 습관이나 자율 신경에 문제가 있으면
혈관을 비롯한 몸 전체에서 노화가 진행된다**

자율 신경은 낮에는 교감 신경이 우위에 있고, 밤에는 부교감 신경이 우위에 있는 것이 건강한 상태이다. 하지만 현대인은 스트레스와 긴장이 심한 생활을 하고 밤에 활동하는 날이 많기 때문에, 밤이 되어도 교감 신경이 우위에 있는 사람이 매우 많다.

몸과 마음이 모두 휴식 모드가 되어야 부교감 신경이 우위로 전환된다.

즉, 대부분의 현대인은 '밤이 되어도 긴장을 풀고 쉴 수가 없기' 때문에 교감 신경이 우위에 있는 시간이 길어 자율 신경의 균형이 깨진 상태라고 말할 수 있다.

자율 신경의 균형이 깨지면 몸 전체에 이상이 생긴다. 혈액 순환이 나빠지고, 내장 기능이 약해지며, 다양한 생활 습관병이 유발되거나 악화된다. 또 뇌로 가는 혈류가 악화되면 우울증 등과 같은 정신적인 문제나 치매에 걸릴 위험이 커진다. 한마디로 자율 신경 실조는 건강 장수를 위협하는 매우 위험한 인자이다.

그래서 3장에서는 자율 신경의 균형을 바로잡기 위한 습관을 중심으로, 일상생활에서 실천하면 좋을 다양한 '생활 습관'을 소개하고자 한다.

특히 입욕과 수면, 호흡법 등 간단한 방법으로도 자율 신경의 균형을 바로잡을 수 있으니 참고하길 바란다. 휴식을 취하거나 방에서 쾌적하게 지내기 위한 생활 습관도 함께 살펴보겠다. 나아가 눈, 치아, 귀, 뇌의 건강 등 다양한 관점에서 노화 방지에 효과적인 생활 습관도 소개하고자 한다.

다시 말하지만, 전부 다 실천할 필요는 없다. 자신이 지금까지 해 온 생활 습관과 자신이 안고 있는 문제나 지병을 고려하여 필요하다고 생각되는 것을 실천하면 된다. 힘들어 보일 수도 있지만, 사실 그리 거창한 것도 아니다. 이런 사소한 노력이 하나둘씩 쌓이다 보면 1년, 5년, 10년이 지났을 때 몸이 확실히 좋아졌다는 걸 느낄 것이다.

046

최적의 수면 시간은 7시간

멜라토닌으로 숙면한다

추천도 ★★★

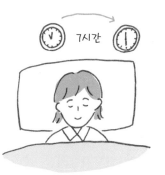

수면은 우리 몸의 세포를 복원하고 피로를 해소하거나, 뇌가 기억을 정리하도록 돕거나, 자율 신경의 균형을 바로잡기 위한 중요한 행위이다.

　우리에게 매일 잠이 오는 이유는 '약 1일'을 감지하는 체내 시계를 태어날 때부터 갖고 태어났기 때문이다. 체내 시계가 정상적으로 작동한다면 매일 거의 일정한 시간에 잠이 오고, 일정한 시간에 눈이 떠질 것이다. 그럼에도 '잠이 안 올 때'가 있는 이유는 무엇일까?

　사실 인간의 체내 시계는 약 25시간 주기로 맞춰져 있다. 그래서 '매일 시계를 초기화'하지 않으면 점점 시계가 어긋나 잠이 오지 않는다. 그런데 양질의 수면을 취하지 못하면 체내 시계가 더 엉망이 되어 버리기 때문에 몸과 마음의 기능 역시 저하되고 만다.

체내 시계를 초기화하는 방법은 간단하다. **아침에 눈을 뜨자마자 햇빛을 쐬는 것이다.** 아침에 햇빛을 쐰 뒤 14~15시간 정도가 지나면 뇌의 송과체라는 부위에서 멜라토닌이란 호르몬이 분비되는데, 멜라토닌은 수면을 유도해 자연스레 잠이 들게 만들어 준다.

즉, 아침에 햇빛을 쐬지 않아 체내 시계가 초기화되지 않으면, 평소와 같은 시간에 멜라토닌이 분비되지 않기 때문에 잠이 잘 오지 않는 것이다. 불면증으로 고생한다면 '아침에 햇빛 쐬기'를 기억하자.

체내 시계가 망가지면 자율 신경의 균형도 깨진다. 그 상태가 장기간 지속되면 정신적인 질환뿐 아니라 소화기계나 순환기계에도 악영향을 미쳐 다양한 질병을 유발할 수 있다.

이상적인 수면 시간은 7시간이라고 한다. 수면 시간이 6시간 미만인 사람은 고혈압이나 당뇨병에 걸릴 위험이 높다는 연구 결과가 보고되었다.

또 다른 연구에서는 이미 고혈압 같은 생활 습관병이 있는 1,600명의 수면 시간을 조사한 결과, **수면 시간이 6시간 미만이면 암이나 심근 경색으로 인해 사망할 위험이 증가했다**고 한다.

일본인 10만 명의 수면 시간을 조사해 통계를 낸 논문을 보면, '수면 시간이 7시간보다 짧으면 짧을수록 수명이 단축된다'는 연구 결과가 있는데, 반대로 '**8시간 이상 자는 사람은 7시간을 자는 사람보다 수명이 짧았**

다'는 연구 결과도 있다.

이를 고려하면 일반적으로 '이상적인 수면 시간은 7시간'이라는 결론이 나온다. 다만 이것은 어디까지나 통계일 뿐이다. 6시간이 가장 적당한 사람이 있는가 하면 8시간이 가장 적당한 사람도 있다. 수면 시간이 '너무 길어도', '너무 짧아도' 좋지 않다는 점만 기억하면 된다.

밤새 푹 자고 아침에 일어났을 때 개운하다면, 그게 이상적인 수면 시간이다.

수면의 질을 높이기 위해서 아침에는 햇빛을 쐬고, 밤에는 교감 신경이 활성화되지 않도록 주의하자.

스마트폰이나 컴퓨터 화면 등에서 나오는 '블루 라이트'는 대낮의 햇빛보다 빛의 세기가 강하므로 뇌가 낮이라고 착각해 교감 신경이 활발해질 수 있으니 주의해야 한다. 심지어 멜라토닌 분비량도 감소한다.

적정 온도의 물에 적정 시간 몸을 담그는 것도 좋은 방법이다. 잠이 잘 오는 입욕법에 대해서는 습관 51에서 소개할 예정이다.

빨리 먹는 것은 교감 신경을 자극하므로 천천히 먹도록 하자. 식후 3시간 정도는 위가 음식물을 소화시키려고 활발하게 움직이기 때문에 뇌가 충분히 휴식을 취할 수 없다. 그래서 잠들기 3시간 전에는 저녁 식사를 끝마치는 것이 바람직하다.

047

부교감 신경을 활성화하는 비결

수면 환경을 바꾼다

추천도 ★★

수면의 질을 높이려면 밤을 어떻게 보내느
냐, 즉 수면 환경이 중요하다. 형광등 불빛
은 태양광만큼 강한 '블루 라이트'를 방출
하여 교감 신경을 자극한다. 혹시 **침실 조
명이 형광등이라면 최대한 블루 라이트가**
적은 **따뜻한 색감의 간접 조명으로 바꾸길** 바란다.

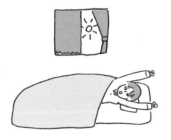

　간접 조명이 없다면 양초도 괜찮다. 촛불은 1/f흔들림*이라 불리는 파
장을 갖고 있다. 졸졸졸 흐르는 시냇물, 반딧불, 나뭇잎 사이로 비치는
햇빛 등과 마찬가지로, 양초를 켜면 인간의 심장 박동과 호응하여 이완
효과를 얻을 수 있다. 부교감 신경을 활성화하는 효과가 있는 것이다.

　또 아침 햇살을 느끼며 일어나기 위해서는 잠들기 전에 커튼을 살짝 열어 두든가 차광 기능이 없는 커튼으로 바꾸는 것을 추천한다.

시끄럽게 울어대는 알람 시계 소리에 일어나면 기상 시 교감 신경이 순간적으로 확 높아져 혈압이나 심박수가 급상승할 우려가 있으므로 혈관에는 좋지 않다. 부드러운 음악을 알람으로 맞춰 놓고 자연광을 쐬며 일어나는 것이 가장 바람직하다.

건강 정보

역류성 식도염 증상을 줄여 주는 수면 자세

건강한 사람의 경우는 '하부 식도 괄약근'이라는 근육이 위산이 식도로 역류하는 것을 막아 준다. 그러나 나이가 들어 이 근육이 약해지면 위산이 식도로 쉽게 역류된다. 이를 '위-식도 역류 질환'이라 하는데, 이때 식도염을 일으키면 '역류성 식도염'이라 부른다.

위-식도 역류 질환이 있으면 '명치 부분의 가슴 쓰림'과 '산 역류(위액이 식도와 후두 사이로 역류하는 것)' 등 불편한 증상이 동반되는데, 왼쪽으로 누워 자면 증상이 다소 경감된다. 위-식도 역류 질환 때문에 힘들다면 이 방법을 한번 써 보길 바란다.

---

* 빗소리를 비롯해 자연계에 존재하는 수많은 소리의 '흔들림'을 말한다. 어느 정도 일정한 리듬은 있지만 결코 규칙적이지 않은 독특한 흔들림을 말하며, 양초의 촛불도 이 흔들림을 가지고 있다—옮긴이.

048

수면 빚은 갚을 수 없다

주말에 일찍 일어난다

추천도 ★ ★

일이 많아서 너무 바쁘다 보면 평일에 수
면 시간이 부족해지기 쉽다. 그래서 보상
심리가 발동해 주말에 해가 중천에 뜰 때
까지 자는 사람도 있다.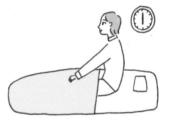

그런데 날마다 수면 패턴이 달라지는 것이 반복되면 체내 시계의 리듬
이 틀어져 월요일 아침에 일어나기가 매우 힘들어진다. 그뿐만 아니라,
생활 습관병이나 우울증에 걸릴 위험이 높다는 지적도 있다.

1,992명을 대상으로 일주일간의 수면 패턴과 5년 후의 심혈관 질환 발
병 위험의 상관관계를 조사한 연구를 보면, 7일 동안 수면 시간이 들쭉날
쭉한 정도가 60분 이내인 사람에 비해 121분 이상인 사람은 심혈관 질환
에 걸릴 위험이 2.14배나 높다고 한다.

같은 연구에서 7일 동안 잠이 드는 시각의 차이가 30분 이내인 사람에 비해 91분 이상인 사람은 심혈관 질환의 위험이 2.11배나 높다는 것도 알수 있었다.

즉, 주말에도 평일처럼 똑같은 시간에 잠들고 똑같은 시간에 일어나야 심혈관 질환의 위험이 감소한다.

또, 주말에 수면 빚을 몰아서 갚는 생활을 지속하면 단시간 수면을 계속하는 것보다 오히려 당뇨병 발병 위험이 높아질 가능성이 있다는 지적도 있다.

한마디로 수면 부족은 비만과 당뇨병의 위험을 높인다. 그동안 못 잔 잠을 주말에 몰아서 잔다면 위험이 해소되기는커녕 오히려 높아질 가능성이 있다는 뜻이다.

매일 같은 시간에 자고, 같은 시간에 일어나자. 수면 시간은 7시간 정도가 적당하다. 이것이 바로 수면의 질을 높이는 비결이다.

049

앉아만 있으면 수명이 단축된다

낮에는 뒹굴거리지 않는다

추천도 ★★

아침에 눈을 뜬 뒤부터 낮 시간대에는 교
감 신경이 활성화된다. 그래서 오전은 원
래 머리를 쓰는 일을 하기에 적합한 시간
대이다.

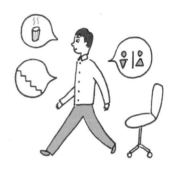

만약 밤에 머리가 더 잘 돌아간다고 느
낀다면 자율 신경의 균형이 깨졌을 가능
성이 있다. 그러니 아침을 꼭 먹도록 하자. 아침 식사는 밤 동안 부교감
신경이 우위였던 것을 아침과 낮에 교감 신경이 우위가 되도록, 즉 자율
신경이 부드럽게 전환되도록 도와준다.

오후부터는 교감 신경의 작용이 줄어들기 때문에 집중력을 필요로 하지
않는 일상적인 일을 하는 것이 좋다. 이는 부교감 신경이 활성화된다는 의

미이기도 하므로, 몸과 마음이 '휴식 모드'에 들어간다고도 할 수 있다.

하지만 그렇다고 몸을 너무 움직이지 않는 것은 좋지 않다. 특히 책상에 앉아 일하는 시간이 긴 사람은 주의해야 한다. 사실 '장시간 앉아 있는 것'은 수명을 단축시키는 중대한 원인이다.

'운동을 안 하는데 8시간 이상 앉아 있는 사람은 사망률이 약 60% 증가했다'는 연구 결과가 있다. 또 앉아 있거나 누워서 뒹굴거리는 시간이 길면 길수록 사망 위험이 높아진다는 논문도 있다.

앉아만 있으면 하체 근육을 쓰지 않기 때문에 심장에서 보내진 혈액이 하지 정맥에 쌓인다. 그렇게 정체된 혈액이 끈적해지면 심근 경색 등이 발병할 위험이 높아져 수명이 단축되고 만다.

이를 예방하려면 일단 다리 근육을 써야 한다. 30분마다 일어서서 실내라도 조금씩 걷자. 습관 41에서 소개한 '누워서 손발 털기' 운동을 하면서 혈류를 촉진하는 것도 좋은 방법이다.

낮잠은 심혈관 질환의 위험을 낮춘다

낮잠은 15분만 잔다

추천도 ★★

수면 부족으로 인해 교감 신경의 작용
이 활발해지면, 혈관 수축이 계속되어
혈압이 높아진다. 또 불면증이 지속
되면 잠자는 동안 부교감 신경 활동에
의한 혈압 저하가 일어나지 않아 점점
고혈압이 악화된다.

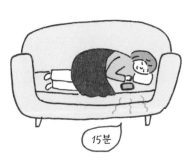

　수면 부족을 개선하려면 매일 같은 시간에 일어나고 같은 시간에 잠들
어 체내 시계를 맞추는 것이 중요하다. 하지만 하루하루 바쁘게 사느라
일정한 수면 시간을 확보하는 것 자체가 힘든 사람도 있을 것이다. 그런
사람은 낮잠 자는 습관을 들여 보는 것이 어떨까?

　그리스의 심장 전문의가 연구한 바에 따르면, **낮잠을 잔 사람은 자지**

3장·생활 습관

않은 사람에 비해 24시간 활동 혈압이 평균 5mmHg 낮아졌다고 한다. 그런데 혈압은 2mmHg만 낮추어도 심근 경색 등과 같은 심혈관 질환의 위험을 최대 10%까지 줄일 수 있다.

소량의 혈압 강하제를 복용하면 혈압이 평균 5~7mmHg 떨어지는데, 낮잠을 자도 그만큼의 효과가 있다는 뜻이다. 단, **1시간을 초과하는 낮잠은 오히려 역효과이며 사망 위험을 증가시킨다**는 연구 결과도 있으니 주의할 필요가 있다.

가장 이상적인 낮잠 시간은 15분이다. 잠이 들기까지의 시간을 포함한다 해도 최대 30분은 넘기지 않도록 하자.

051

목욕을 좋아하면 오래 산다?!

살짝 뜨거운 물에
몸을 담근다

추천도 ★★★★

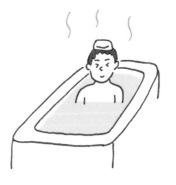

입욕은 몇 가지 점에서 건강에 크게 도움이 된다. 우선 수면과 입욕의 관련성에 대해 살펴보자.

하루의 피로를 씻어 주는 입욕은 부교감 신경을 활성화하는 아주 좋은 방법이다. 샤워로 끝내지 말고 반드시 욕조에 몸을 담그는 것이 좋다. 이때 물 온도는 41도를 넘지 않는, 따뜻하게 기분이 좋은 정도면 된다. 42도가 넘는 뜨거운 물에 들어가면 교감 신경이 자극될 우려가 있기 때문이다.

입욕을 하면 우선 밤에 잠이 잘 온다. 그 원인은 '활발해진 부교감 신경의 작용'과 '상승한 심부 체온'에 있다. 잠이 들 때 손발이 따뜻한 것은 올라갔던 체내의 '심부 체온이 떨어지면서' 그 열이 손발 등으로 방출되기 때문이다. 즉, 쉽게 잠이 들기 위해서는 미리 따뜻한 물에 몸을 담가 심부 체온을 올리는 것이 중요하다.

입욕은 혈관 건강에도 좋다. 우리 항노화·예방의료센터와 교토대학교 등이 함께 꾸린 공동 연구 팀은 873명의 입욕 방법(물의 온도, 일주일간 입욕 횟수)과 혈관 연령(상완-발목 맥파 전달 속도와 혈중 BNP 농도를 측정)을 조사했다.

그랬더니 '주 5회 이상 입욕하는(욕조에 몸을 담그는) 사람'은 '주 4회 이하 입욕하는 사람'에 비해 혈관 나이가 젊다는 사실이 밝혀졌다. 동맥 경화 진행도와 심장 부하도가 낮은 수치를 보인 것이다.

또, 41도 이상의 '뜨거운' 물에 몸을 담근 사람이 '미지근한' 물에 몸을 담근 사람보다 혈관 나이가 젊고 심장도 건강하다는 결과가 나왔다.

그래서 나는 환자들에게 노화 예방에 효과적인 입욕법으로 '샤워만 하지 말고 매일 욕조에 몸을 담그기', '물의 온도는 41도로 맞추고 한 번 들어가면 10분 정도 있기'를 추천한다.

뇌졸중이나 심장병을 앓은 적이 있는 사람에게는 40도 이하의 미지근한 물을 추천하지만, 이러한 지병이 없다면 '살짝 뜨겁다'고 느낄 정도의 물에 몸을 담가 보자. 혈관이 건강해지고 혈액 순환도 좋아질 것이다.

입욕은 수압이 온몸을 적절한 강도로 자극해 주어 마사지 효과가 있고, 중력의 영향을 받지 않아 근육과 관절의 긴장이 풀어지는 이완 효과도 있다.

일본이 장수국인 이유는 입욕을 좋아하는 국민성과도 관련이 있을지 모르겠다. 단, 탈수가 일어나지 않도록 입욕 전후에 충분히 수분을 섭취해 주어야 한다.

건강 정보

중장년층은 고온 사우나에 들어가지 않는 것이 좋다!

최근 일본에서 사우나의 인기가 높아졌다. 70도 정도 되는 사우나에 들어가면 심장이나 뇌의 질병을 예방할 수 있다는 논문이 다수 발표된 것을 보면, 입욕과 비슷한 건강 효과를 기대할 수 있는 부분이 있는 듯하다.

다만, 주의할 것은 일본의 일반적인 사우나는 80~90도로 매우 높게 설정된 경우가 많아, 건강에 좋다고 하는 70도의 저온 사우나가 아니라는 점이다.

사우나를 하고 싶다면 저온의 핀란드식 사우나나 스팀 사우나를 이용하자. 단, 어떤 사우나이든 장시간 있으면 탈수가 일어나고 혈관에 손상을 줄 수 있으므로 좋지 않다. 2~3분 정도 짧게 들어갔다 나오고, 반드시 수분을 보충해 주자.

또 사우나와 냉탕을 왔다 갔다 하는 사람을 자주 볼 수 있는데, 이 역시 혈관에 부담을 줄 수 있으므로 특히 중장년층은 그렇게 하지 않는 것이 안전하다.

3장 · 생활 습관

052

흡연은 노화를 단번에 진행시킨다

담배를 줄이거나
피우지 않는다

추천도 ★★★★

흡연만큼 건강을 해치는 습관은 없다. 폐
암을 비롯해 각종 암을 유발할 위험이 크다
는 것은 널리 알려진 상식이지만, 그게 다
가 아니다. 혈관에 손상을 주어 메타볼릭
도미노를 가속화하는 중대한 원인이기도
하다.

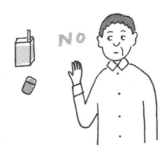

　담배에 함유된 니코틴은 혈관을 수축시키는 작용을 하며, 혈압을 상승
시키거나 지방 세포의 대사를 방해해 이상 지질 혈증을 유발할 가능성도
있다. 또 담배를 피우면서 들이마시게 되는 일산화 탄소는 혈중 헤모글
로빈과 결합해 산소 운반을 방해하므로 전신 세포에 산소가 부족해지는
현상이 발생한다. 나아가 흡연은 교감 신경을 자극하여 혈당치를 높이

며, 인슐린 분비를 방해하는 것도 모자라 그나마 나오는 인슐린의 기능까지 떨어뜨린다.

즉, 흡연자는 고혈압과 당뇨병, 이상 지질 혈증 등과 같은 생활 습관병에 걸릴 위험이 높다. 심근 경색 등과 같은 허혈성 심질환의 위험은 비흡연자보다 3배나 높으며 뇌졸중도 쉽게 발병한다.

심지어 골다공증이나 치주 질환의 위험이 증가하고, 갱년기가 일찍 찾아온다는 지적도 있다. 흡연이 온몸의 노화 속도를 확 앞당기는 것이다.

건강하게 장수하고 싶다면 한시라도 빨리 담배를 끊어야 한다. 당장 끊기가 힘들다면 조금씩이라도 담배 개수를 줄여 나가자.

하지만 의지만으로 금연을 하기는 쉽지 않다. 니코틴은 불법 약물인 헤로인이나 코카인과 비슷한 수준의 중독성을 가진 성분이기 때문이다.

니코틴 중독이 심한 경우에는 금연 치료를 받는 것을 추천한다. 의사의 지도를 받으며 금연 보조약을 먹고 금연에 성공한 사람도 많으니, 한번 생각해 보길 바란다.

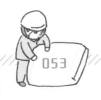

'미리미리 습관'으로 탈수를 예방하자

하루에 물을 2리터 마신다

추천도 ★★

최근 지구 온난화의 영향 때문인지 여름철에 열사병에 걸리는 사람이 많아졌다. 열사병은 심각한 경우목숨을 잃을 수도 있는 아주 무서운 질환이다.

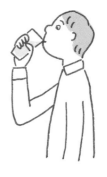

햇빛이 강하고 기온이 높은 날 장시간 활동하면 에너지 소비량이 늘어나 자기도 모르는 사이에 체온이 상승한다. 하지만 우리 몸은 체온이 비정상적으로 높아지지 않게 하려고 땀을 내어 열을 방출한다. 이때 땀으로 빠져나간 수분을 제대로 보충해 주지 않으면 탈수 증상이 나타난다.

'탈수'란 혈관 내 수분이 부족해진 상태이다. 탈수가 일어나면 혈액이 끈적해지기 때문에 몸 전체에 영양소를 운반하거나 노폐물을 배출하기가 힘들어진다. 최악의 경우 의식을 잃을 가능성도 있는데, 이것이 바로 열사병이다.

또 실내에 있어도 온도나 습도가 높고 환기가 잘 되지 않으면 탈수가 일어난다는 사실이 밝혀졌다. 특히 고령자는 '덥다'거나 '목이 마르다'고 느끼는 센서가 둔감해진 상태라 수분 섭취량이 부족해지기 쉽다. 그래서 의식적으로 '틈틈이 물을 마시는 습관'이 중요하다.

여기서 주의할 점은 **목이 마르다고 느낀 후 수분을 보충하면 그땐 이미 늦었다**는 사실이다. 우리가 마신 물은 위장 안에선 흡수되지 않는다. 소장에서 흡수되어 혈관 속으로 들어가야 비로소 제 역할을 한다. 그런데 수분이 소장에 도달한 뒤 혈관 속으로 들어가기까지는 약 20분이 걸린다. 즉, 수분 섭취 타이밍이 늦으면 혈관에 수분이 제때 보충되지 못해 탈수가 일어나고 만다.

탈수는 열사병뿐만 아니라 뇌경색의 위험도 높인다. 탈수로 인해 혈액이 끈적해지면 뇌혈관 자체가 막히거나 혈전이 뇌로 이동해 뇌혈관을 막아 뇌경색을 유발할 위험이 커지는 것이다.

탈수가 직접적인 원인이 되어 뇌경색을 유발하는 경우는 많지 않지만, 뇌경색을 유발하는 결정적인 계기가 될 가능성은 충분하다. 예를 들어, '일과성 뇌허혈 발작'은 생각보다 흔히 일어나는 질환이다. 일과성 뇌허혈 발작이란 일시적으로 뇌혈관이 막히는 것을 말하는데, 다음과 같이 뇌경색과 유사한 증상이 나타난다.

• 몸 한쪽의 손발에 힘이 들어가지 않거나 저림

- 말을 하려 해도 말이 잘 나오지 않음

- 한쪽 눈이 갑자기 보이지 않음(일과성 흑내장)

- 갑자기 다른 사람의 말이 이해되지 않음

- 갑자기 현기증이 일어남

이러한 증상이 나타나도 단시간에 뇌 혈류가 돌아오기 때문에 금세 평소와 다름없게 생활할 수 있다. 하지만 **일과성 뇌허혈 발작을 일으킨 사람의 약 30%는 실제로 뇌경색을 일으키므로**, 이러한 증상이 있다면 바로 병원을 찾도록 하자.

탈수로 인한 열사병과 뇌경색을 예방하기 위해서는 틈틈이 수분을 보충해 주는 것이 좋다. 섭취한 수분이 몸에 흡수되기까지 시간차가 있으니 **'운동 전, 외출 전, 입욕 전, 취침 전' 등 무언가 행동을 하기 전에 한 잔 정도의 물을 마시는 '미리미리 습관'을 들이길 바란다.** 이때 단숨에 들이켜지 말고 천천히 마시는 것이 중요하다.

상온이 아니라 약간 차가운 물이 흡수율은 더 좋다. 차가운 물을 마시기가 힘들다면 미지근한 물이나 끓인 물, 연하게 우린 차를 마셔도 상관없다. 하지만 알코올이나 커피는 이뇨 작용이 있으므로 수분 보충에는 적합하지 않다. 운동 중이라면 흡수 속도가 빠른 스포츠 음료를 마셔도 좋다. 혈관 속까지 수분이 도달하는 시간이 더 빨라질 것이다.

또 자는 동안에는 수분이 빠져 탈수가 일어나기 쉽다. 그러니 '취침 전'에 물을 한 잔 마시는 습관을 들이자.

세로토닌 분비와 비타민 D 합성

햇빛을 쐰다

추천도 ★★★

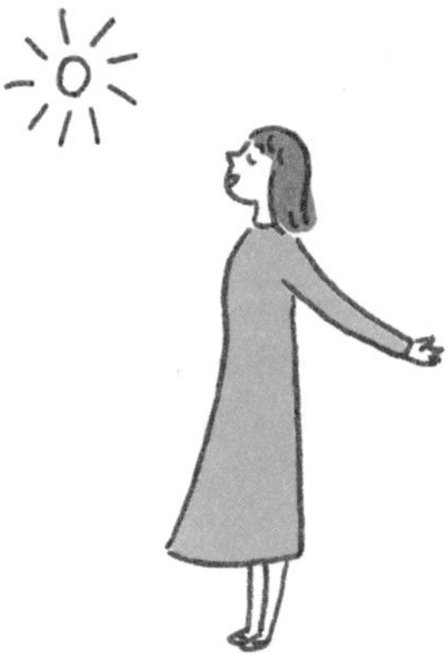

햇빛을 쐬는 것은 두 가지 측면에서 건강 장수에 도움이 된다.

첫째, **햇빛을 쐬면 '행복 호르몬'이라 불리는 신경 전달 물질인 세로토닌이 다량 분비된다.** 세로토닌이 부족하면 의욕이 감소해 아무것도 하고 싶지 않아진다. 우울증이 있는 사람들을 보면 세로토닌이 부족하다는 사실에서도 알 수 있듯이, 세로토닌은 마음의 건강과 직결되는 물질이다.

또 숙면에 도움이 되는 멜라토닌은 세로토닌을 원료로 하여 합성된다. 햇빛을 쐬어 세로토닌의 양을 늘리면 멜라토닌도 늘어나 편안하게 숙면을 취할 수 있으므로, 늘 건강한 몸과 마음으로 하루하루를 보낼 수가 있다.

둘째, 비타민 D를 합성한다. **우리 몸은 햇빛을 쐬면 체내 콜레스테롤을 원료로 하여 비타민 D를 합성해 내기 때문이다.**

비타민 D는 칼슘 흡수율을 높이므로 골다공증 예방에 빼놓을 수 없는 영양소이다. 생선이나 버섯 등으로도 섭취할 수 있지만, 사실 체내에서 합성할 수 있는 비타민은 비타민 D뿐이다. 이는 비타민 D가 인간에게 아주 중요한 영양소라는 방증이기도 하다.

생선이나 버섯을 잘 먹지 않고 햇빛을 그다지 많이 쐬지 않는 사람은 비타민 D가 부족할지도 모른다. 자외선 차단을 너무 철저히 하는 것도 비타민 D 부족에 영향을 줄 수 있으므로 주의할 필요가 있다.

하루에 한 번은 반드시 햇빛을 쐬자. 그렇다고 일광욕을 할 필요까진 없다. 산책이나 운동을 할 때, 마트에 장을 보러 갈 때 햇빛을 쐬는 것만으로도 충분하다.

055

가정용 혈압계를 구입하자

매일 혈압을 측정한다

추천도 ★★

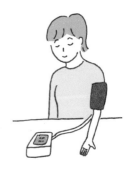

앞서 '사람은 혈관과 함께 늙는다'는 말이 있다고 했는데, 일상생활 속에서 혈관 건강 상태를 직접 체크할 수 있는 방법이 있다.

바로 혈압을 측정하는 것이다. 동맥 경화가 진행될수록 혈압이 높아지는데, 혈압은 혈관 상태를 파악하기 위한 지표가 된다.

40세가 넘으면 꼭 가정용 혈압계를 구입해 매일 아침저녁으로 혈압을 측정하자. 매일 혈압을 측정하면 현재의 식생활과 운동 습관이 혈관에 어떤 영향을 주는지, 변화 정도와 경과를 확인할 수 있기 때문이다.

참고로 일본고혈압학회가 발표한 「고혈압 치료 가이드라인 2019」에 의하면 '수축기(최고 혈압)가 140mmHg 이상, 혹은 확장기(최저 혈압)가

90mmHg 이상'이면 고혈압이라고 판정한다. 동맥 경화에 의한 질병이 유발될 가능성이 적은 정상 혈압은 '120/80mmHg 미만'이다.

가정에서 혈압을 측정해야 하는 이유는 병원에서 혈압을 재면 수치가 상승하는 사람이 많기 때문이기도 하다. 의사나 간호사 앞에서 측정하면 긴장감 때문에 혈압이 상승하는 것을 '백의 고혈압(흰 가운 앞에서 혈압이 오르는 경우)'이라 한다.

내가 진료한 외래 환자들 중에서도 백의 고혈압을 보이는 환자가 많다. **병원에서 고혈압이라 진단을 받았더라도, 집에서 혈압을 재어보고 혈압 강하제를 먹을 필요가 없다는 판단을 내릴 수 있다.** 이런 경우 약의 용량을 줄이는 등 적절한 처방을 하는 것이 가능하다. 만약 이런 부분이 걱정스럽다면 의사와 상담해 보길 바란다.

혈압이 걱정되는 사람은 물론이고, 그렇지 않은 사람도 집에서 혈압을 측정하는 습관을 들인다면 혈관 건강을 관리하는 데 도움이 될 것이다.

056

'목소리를 내는' 습관으로 호흡근을 강화하자

노래를 부르거나 수다를 떤다

추천도 ★★

나이 들면서 예전보다 목소리가 잘 나오지 않거나
목소리에 힘이 없어졌다는 느낌을 받은 적이 있는
가? 이는 성대와 호흡근도 약해지기 때문이다.

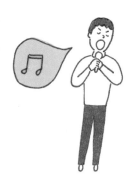

목소리를 낼 때 우리는 무의식적으로 성대를 진
동시킨다. 하지만 나이 들면 성대가 위축되기 때
문에 진동이 성대에 잘 전달되지 않아 성량이 줄고
힘이 없어진다.

소리를 내려면 숨을 들이마시고 내뱉어야 하는데, 이를 담당하는 것
이 명치에 있는 횡격막과 갈비뼈 사이에 있는 늑간근 같은 '호흡근'이다.
호흡근도 다른 근육들과 마찬가지로 나이 들수록 점점 쇠약해진다. 하
지만 다른 근육들처럼 지금부터라도 열심히 강화하면 노화 속도를 늦출

200

수 있다.

호흡근이 약해지면 목소리가 잘 나오지 않을 뿐만 아니라 일상적인 호흡이 얕아지기도 한다. 사실 폐 자체는 확장되거나 축소되지 않고, 호흡근의 힘으로 확장 및 축소가 이루어진다. 그렇기 때문에 호흡근이 약해지면 산소를 충분히 들이마시기가 힘들어져 몸 전체가 노화된다.

호흡근을 강화하기 위해서는 유산소 운동이 효과적이다. 걷거나 자전거를 타는 습관을 들이면 자연스럽게 호흡근이 강화된다. 또 심호흡도 도움이 된다. 심호흡의 효능에 대해서는 습관 58에서 자세히 설명하겠다.

가장 손쉬운 방법은 노래를 부르거나 수다를 떠는 등 '목소리를 내는' 기회를 늘리는 것이다. 목을 자주 쓰지 않으면 성대나 호흡근이 하루가 다르게 노화된다. 그러므로 혼잣말을 해도 좋고 혼자서 노래방에 가도 좋으니 열심히 목소리를 내는 연습을 하자.

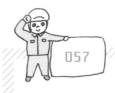

'난청'은 치매로 이어진다

보청기를 끼고 대화한다

추천도 ★★★★★

난청이라면 보청기 사용을 생각해 보길 바란다. 보청기만 껴도 삶의 질이 확실히 높아지므로, 분명히 건강 장수에 도움이 된다.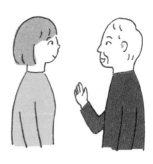

　영국에서 실시한 조사에 따르면, 청력에 문제가 있는 사람이 6명 중 1명꼴이라고 한다. 2015년 일본에서 실시한 설문 조사에 의하면, 18세 이상 중 본인이 난청이라고 느끼는 사람은 13%에 달했다.

　난청은 왜 건강 장수를 위협하는 요인이 된 걸까? 귀가 잘 들리지 않으면 치매에 걸릴 위험성이 높아지기 때문이다. 영국의 의학 전문지 《랜싯》은 만약 난청을 겪는 사람이 하나도 없다면 치매에 걸리는 사람이 지금보다 9%나 감소할 것이라 추산했다.

마찬가지로 영국에서 실시한 조사에서는 50세 이상 중에서 중등도 난청(보통 크기의 대화 소리인데 잘못 알아듣는다거나 잘 안 들린다는 느낌을 받을 때)인 사람의 치매 발병 위험성은 1.6배라는 결과가 발표되었다.

난청이 치매의 원인이 될 수 있다고 보는 이유는 두 가지이다.

첫째, 난청인 경우 사회적 고립으로 이어지기 때문이다. 상대의 말을 잘 알아듣지 못하면 대화가 어려워져 타인과 관계를 맺는 것이 두려워진다. 외래 환자를 진료할 때 보면, 치매가 있는 환자와는 대화가 잘 이루어지지 않는 경우가 적지 않다.

사회적으로 고립된 채 자신이 만든 껍질 속에 갇혀 버리면 외부의 자극이 사라지고 정신적인 스트레스를 받아 치매에 걸리기 쉽다는 지적도 있다.

둘째, 난청일 경우 인지적 부하(뇌에 주는 부담)가 커지기 때문이다. 우리는 대화 중 일부가 들리지 않아도 뇌의 구조적인 특성상 자동적으로 가능성이 높은 단어를 채워 넣음으로써 대화의 내용이 무엇인지 이해한다. 예를 들어 "안녕○세요"라고 들려도 '하'라는 글자를 뇌에서 추가해 무슨 말인지 이해하는 것이다.

하지만 난청인 경우, 예를 들어 "안○○○요"라고밖에 들리지 않는다면 뇌는 그 말을 제대로 듣는 사람보다 훨씬 많은 에너지를 써야만 무슨 말인지 이해할 수 있다. **상대방이 무슨 말을 하는지 파악하려고 할 때마다 뇌에 부담과 스트레스가 가해지고, 그러면 뇌가 다른 중요한 기능을 할 여유가 없어져 결과적으로 전체적인 인지 기능이 떨어지게 된다.**

다음과 같은 전조 증상이 있는 사람, 혹은 가족들로부터 다음과 같은 말을 들은 적이 있는 사람은 일단 이비인후과를 방문해 진료를 받아 보길 권한다.

- 다른 사람의 목소리가 잘 들리지 않거나, 말을 잘못 알아듣는 경우가 많음
- 대화 중에 뭐라고 했는지 되묻는 횟수가 증가함
- 텔레비전 볼륨을 자꾸 키움
- 전화 벨소리, 현관 벨소리 등을 잘 듣지 못함
- 잡음이 어디에서 나는 건지 모름
- 듣기에 집중하는 것이 너무 피곤하고 스트레스로 느껴짐
- 목소리가 크다는 소리를 자주 들음

이에 해당하는 사람은 보청기 사용과 관련해 의사에게 상담을 받아야 한다. 보청기를 싫어하는 사람이 많은데, 보청기 사용은 치매 예방에 확실히 도움이 된다.

그 점을 실제로 증명한 대규모 연구도 있다. 2016년 미국 노년 의학 잡지에 게재된 연구에 의하면, **보청기를 사용한 난청인 그룹은 사용하지 않는 난청인 그룹에 비해 치매 위험과 인지 기능 저하 위험이 감소했다는 사실**이 밝혀졌다.

현재는 보청기 성능도 향상되었고, 디자인도 예쁜 것이 많다. 주위 사람들과 원활하게 대화하며 뇌의 노화를 예방하기 위해서 보청기를 적극적으로 이용하면 좋겠다.

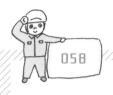

058

들숨보다 날숨이 더 긴 것이 포인트!

날숨을 길게 쉰다

추천도 ★ ★ ★ ★

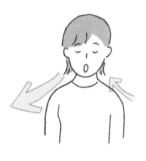

짜증이나 화를 내거나 긴장하면 수명이 단축된다. 왜냐하면 그럴 때 인간은 자율 신경 중 교감 신경의 작용이 과도하게 활발해지기 때문이다. 교감 신경의 작용이 과도하게 활발해지면 심박수와 혈압이 상승하고 혈관에도 큰 부하가 가해진다.

사실 **감정은 호흡으로 어느 정도 조절할 수 있다.**

부정적인 감정이 밀려올 때는 심호흡을 해보자. 심호흡을 하면 몸을 이완시켜 주는 부교감 신경의 작용을 활성화할 수 있다.

심호흡의 비결은 숨을 '길게 내뱉는' 것이다. 1에서 4까지 세며 코로 숨을 들이마신 후, 5에서 10까지 세며 입으로 숨을 내뱉는다. 이때 둘의 합은 10이 되어야 하며, 들숨과 날숨의 비율은 2 대 3이 되어야 한다.

이처럼 날숨을 들숨보다 좀 더 길게 쉬는 것이 핵심이다. 숨을 들이마실 때는 배가 빵빵해지고 내뱉을 때는 배가 쏙 들어가는 '복식 호흡'을 하면 훨씬 효과적이다.

들이마시는 시간보다 내뱉는 시간이 더 길도록 천천히 호흡하다 보면 부교감 신경이 활성화되어 심박수와 혈압이 상승하는 것을 막을 수 있다. 예로부터 '심호흡을 하면 마음이 안정된다'고 하는데, 이것이 실제로 의학적으로 증명된 것이다.

심호흡은 단순히 부정적인 마음을 온화하게 만들어 주는 효과만 있는 것이 아니다. 호흡근까지 강화되니 그야말로 일석이조이다. 호흡근은 체간을 지탱하는 코어 근육에 속하므로, 자세와 허리 통증 등을 개선하는 데도 도움이 된다.

3장 · 생활 습관

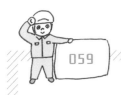

059

면역력과 관련된 제2의 순환계

림프 마사지를 한다

추천도 ★★

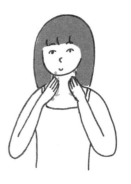

우리 몸에는 혈액 외에 림프액도 흐른다. '림프의 흐름'이라고 하면 동양 의학의 이미지가 강한데, 사실 건강과 관련하여 결코 무시할 수 없다.

심장에서 내보낸 혈액이 동맥을 타고 온몸을 돈 후, 정맥을 타고 다시 심장으로 돌아오는 혈액 순환을 우리는 '제1의 순환계'라고 부른다.

그리고 림프 순환(림프계)은 '제2의 순환계'라 부른다. 림프 순환은 혈액 순환을 통해 회수되지 못하고 혈관에서 빠져나온 수분과 노폐물을 회수하거나, 장에서 흡수된 지방을 운반하는 중요한 역할을 담당한다.

또 혈관과 림프관은 서로 연결되어 있어, 혈액과 림프액 속에 있는 림프구가 끊임없이 둘 사이를 이동한다.

• 주요 림프절과 림프 순환 방향 •

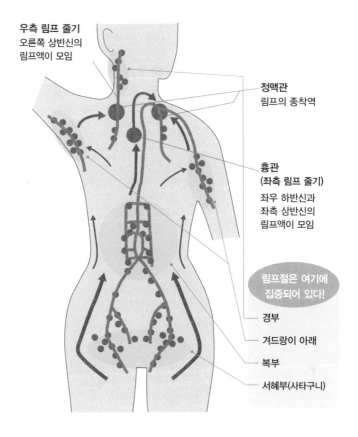

우측 림프 줄기
오른쪽 상반신의
림프액이 모임

정맥관
림프의 종착역

**흉관
(좌측 림프 줄기)**
좌우 하반신과
좌측 상반신의
림프액이 모임

**림프절은 여기에
집중되어 있다!**

경부
겨드랑이 아래
복부
서혜부(사타구니)

∴ 림프절　⬅ 주류　⬅ 지류　림프 순환 방향

　림프구는 백혈구 성분 중 하나로, 면역과 관련이 있는 세포이다. 침입한 물질이 위험한 것인지를 판단해 제거한다. 암세포나 바이러스를 공격하는 자연 살해 세포도 림프구의 일종이다.

이처럼 림프구는 면역과 관련해 매우 중요한 역할을 담당하므로, 림프 순환 개선은 면역력 향상과 직결된다고 말할 수 있다.

그럼 림프 순환이 원활하게 이루어지려면 어떻게 해야 할까? 혈액은 심장이 펌프질을 하듯 힘차게 내보내기 때문에 온몸을 순환하는 데 1분도 걸리지 않는다. 하지만 림프액은 펌프 역할을 하는 기관이 없고 근육이 수축해야 흐름이 촉진된다. 그래서 흐르는 속도가 매우 느려 온몸을 순환하는 데 약 하루가 걸린다고 한다.

림프 흐름이 정체되기 쉬운 '림프절'이 집중되어 있는 곳은 경부, 겨드랑이 아래, 쇄골 아래, 복부, 서혜부이다. 운동 부족이거나 근력이 약하면 림프 흐름이 정체되는데, 그로 인해 부종(림프 부종)이 생길 수 있다. 면역력이 떨어지고 노폐물이 쉽게 쌓여 다양한 신체적 증상이 나타날 수도 있다.

그와는 반대로 적절한 운동 습관을 가지고 있으면서 전신 근육을 사용하면 림프 순환이 좋아진다. 특히 부종이 고민이라면 림프 마사지를 추천한다.

셀프 마사지도 좋다. 옆 장의 그림을 참고하여 림프절이 집중되어 있는 경부, 겨드랑이 아래, 쇄골 아래, 복부, 서혜부를 손바닥으로 마사지해 보자. 오일이나 크림을 사용하면 좀 더 부드럽게 할 수 있다.

일주일에 한 번이라도 마사지를 하는 습관을 들이면, 그것만으로도 림프 순환은 개선될 것이다.

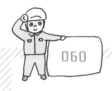

060

백내장과 녹내장을 예방하자

눈 건강을 지킨다

추천도 ★★

당연한 말이지만, 나이가 들면 눈 조직도 노화된다. 아마 안정 피로(만성적 눈 피로), 안구 건조증, 노안 등으로 고민하는 사람이 많을 것이다.

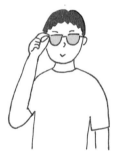

안구가 하얗게 탁해져 앞이 잘 보이지 않는 백내장이나 안압(눈 안쪽에서 바깥쪽으로 가해지는 안구의 압력)이 상승해 시야가 좁아지는 녹내장 등 고령이 되면 실명 위험성을 동반하는 안과 질환에 걸릴 수 있다.

그러니 가능한 한 젊을 때부터 눈 건강을 지키려는 노력이 필요하다.

특히 오늘날은 컴퓨터 모니터나 스마트폰 화면을 보는 시간이 많기 때문에 '눈이 금방 피로해진다'거나 '안약을 늘 들고 다닌다'고 말하는 사람이 많아졌다.

이는 컴퓨터와 스마트폰처럼 빛을 발하는 화면을 근거리에서 보는 바람에 안구를 둘러싼 근육(안근)이 긴장되어 일어나는 증상이다.

안근은 물체를 볼 때 초점을 조정하기 위한 근육이다. 안근이 유연성을 잃으면 다양한 안과 질환이 생길 수 있다.

특히 컴퓨터나 스마트폰 화면은 '블루 라이트'라 불리는, 자외선에 가까운 파장을 지닌 고에너지 영역대의 빛을 발한다. 블루 라이트는 눈에 심각한 손상을 주므로 일본 후생노동성은 가이드라인에서 **컴퓨터나 스마트폰을 1시간 사용하면 15분 정도 휴식할 것**을 권한다.

나도 안정 피로를 느낀다. 그래서 컴퓨터를 쓸 때는 블루 라이트를 차단하는 안경을 썼더니, 눈의 피로가 다소 감소했다. 요즘은 선글라스처럼 멋있게도 잘 나오니까 화면을 자주 봐야 한다면 블루 라이트 차단 안경을 써 보길 바란다.

실내에서 가까운 거리에 있는 것들만 보다 보면 안근이 긴장된다. 집 안에만 있지 말고, 매일 밖으로 나가 멀리 있는 경치를 감상해 보자. 그것이 눈 건강을 지키는 방법이다.

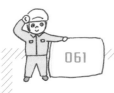

061

치주 질환은 심장병 발병 위험을 높인다?!

꼼꼼히 양치한다

추천도 ★★★★★

꼼꼼히 양치하는 습관의 추천도가 왜 이리 높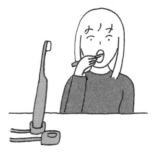은 건지 의아하게 생각하는 분들도 있을 듯하다. 사실 '치아 건강'은 수명을 크게 좌우한다.

40세가 넘으면 약 절반이 '치주 질환'을 호소한다고 한다. 치주 질환은 치아와 치은(잇몸)의 경계 부분인 치경에 치석이나 치구 등의 플라크가 쌓여 병원균이 번식해 치은염을 일으키는 질환이다. 초기에는 치경이 붓거나 양치할 때 피가 나는 정도이지만, 나중에는 치아를 지탱하는 뼈(치조골)까지 녹여 버리는 무서운 병이다. 치료하려면 발치, 즉 이를 뽑을 수밖에 없다.

그런데 치주 질환이 진짜 무서운 이유는 '발치' 말고도 또 있다.

최근 연구에서 치주 질환에 걸리면 병원균이 잇몸을 통해 혈관 안으로 들어가 그 독소가 온몸의 혈관에 만성 염증을 일으켜 동맥 경화를 악화시킨다는 사실이 밝혀진 것이다. 심근 경색 등과 같은 심장병의 위험성을 높인다는 보고도 있다.

심지어 치주 질환은 당뇨병과도 관련이 있다고 한다. 혈관에 염증이 생기면 혈당치를 조절하는 인슐린의 기능이 저해되므로 혈당치가 쉽게 오른다는 것이다. 그리고 혈관 염증은 알츠하이머형 치매의 위험성도 높인다. 반대로 '치주 질환을 치료하면 혈관이 젊어진다'는 보고도 있다.

즉, 건강 장수를 누리려면 '치아 건강 지키기'가 필수이다.

치주 질환을 예방하려면 양치를 꼼꼼히 하는 것이 무엇보다 중요하다. 잇새에 음식물이 남아 있지 않도록 치간 칫솔이나 치실, 전동칫솔 등을 활용하는 것도 좋은 방법이다.

정기적인 치과 검진도 추천한다. 가능하다면 6개월에 한 번 치과에 가서 플라크를 제거하자. 그러면 치주 질환은 상당 부분 예방할 수 있을 것이다.

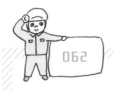

062

실크 성분은 피부와 비슷하다

편하고 질 좋은 옷을 입는다

추천도 ★★

에히메대학교 항노화·예방의료센터는 '항노화
소재'를 널리 알리는 데도 힘을 쏟고 있다.

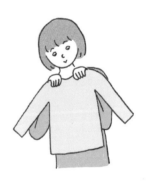

현재 주목하고 있는 소재는 '실크(비단)'이다.
실크는 누에고치에서 추출한 단백질로 만든 천
연 섬유로, 그 역사는 약 5,000년 전 중국에서
시작되었다고 한다.

최근 실크가 의류뿐 아니라 아미노산 성분을 활용한 샴푸나 린스, 바디
로션 등을 만드는 데 이용된다는 사실을 알고 깜짝 놀랐다. 심지어 의료
나 식품 분야에서도 실크를 활용한 연구가 이루어지고 있다고 한다.

그 이유는 인간의 몸을 구성하는 20가지 종류의 아미노산 중 18가지가
실크에도 들어 있기 때문이다. 그런 소재는 실크밖에 없다. 실크로 만든

3장 · 생활 습관

옷을 입었을 때 마치 아무것도 걸치지 않은 듯 편안한 것은 화학적으로도 '피부에 가까운 소재'로 만들어졌기 때문이다.

실크처럼 고급 소재가 아니더라도 착용감이 좋은 질 좋은 옷을 입는 것은 노화 예방 측면에서도 매우 효과적이다. **헐렁한 옷은 혈류나 호흡을 방해하지 않는다. 여기에 피부로 느끼는 감촉마저 좋다면 몸이 한층 더 이완될 것이다.** 심지어 부교감 신경의 작용도 활발해지므로 혈관 건강에도 좋다.

반대로 몸에 꽉 끼는 옷을 입거나 화학 섬유 때문에 따끔거리는 느낌이 있다면 입고 있는 내내 스트레스를 받아 건강에도 좋지 않다.

물론 가끔은 몸에 딱 맞는 옷으로 멋있게 꾸미고 외출하는 날도 있어야겠지만, 적어도 평소에는 '편한 옷'을 골라 입도록 하자.

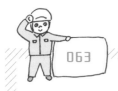
기력이나 의욕을 유지하자

불필요한 것들은 버린다

추천도 ★ ★

정리하는 것이 귀찮아 물건들이 방에 넘쳐나도 그냥 내버려두는 사람들이 있다.

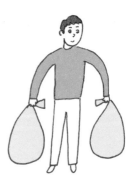

나는 수천 명의 고령 환자들을 봐 왔는데, 우울증이 있거나 인지 기능이 떨어진 사람은 방 정리나 화장 등 그 전까지는 당연히 해 왔던 일들을 잘 하지 못하는 경향이 있었다.

노화는 한마디로 정의할 수 없을 만큼 다양한 측면이 있다.

근육이나 뼈가 쇠약해지는 '신체적 노쇠', 기력이나 의욕이 감소하는 '정신·심리적 노쇠', 칩거하거나 홀로 지내는 '사회적 노쇠' 등 여러 가지 요소가 서로 얽히고설켜 진행된다.

방 정리가 귀찮다는 것은 정신·심리적 노쇠가 진행된 상태라는 뜻이다. 하지만 생활 속에서 많이 움직이지 않아 다리와 허리가 약해지면 신체적 노쇠가, 방 안에 틀어박혀 있기만 한다면 사회적 노쇠까지 동시에 진행될 수 있다.

고령자들 중 고독사에 이르는 사람이 해마다 증가하고 있다. 닛세이기초연구소의 조사에 따르면, 65세 이상 중 고독사로 사망한 사람은 연간 2만 6천 명으로 추산된다. 그중에는 물건과 쓰레기로 넘쳐나는 방 안에서 홀로 사망한 사람이 적지 않다고 한다.

예전에는 잘 하던 방 정리나 청소가 어느 순간 귀찮아졌다면, '노쇠의 징후'임을 깨닫고 건강을 위한 운동이라 생각하면서 방 청소를 시작해 보자.

일단 불필요한 물건부터 싹 버리자. 방이 깨끗하게 정리되면 마음까지 싹 정리되어 정말로 중요한 것이 무엇인지 보이기 때문이다.

이처럼 정리는 100세까지 건강하게 사는 것과 직결된다. 방이 깨끗해야 오래 살 수 있다고 생각하면 의욕이 생길 것이다.

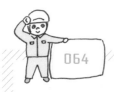

064

오염된 공기를 마시고 있진 않은가?

방을 깨끗하게 유지한다

추천도 ★★

인간이 생존을 위해 외부로부터 섭취하는 것들 중에는 일단 음식과 물이 있다.

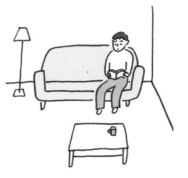

또 하나 빼놓을 수 없는 것이 '공기'이다. 체내에 들어오는 모든 물질을 모두 합친 총중량에서 공기가 차지하는 비율은 80%를 넘는다. 다시 말해서 '나쁜 공기'를 마시면 건강을 해친다는 의미이다.

'건강에 나쁜 공기'의 대표적인 예로는 대기 오염의 원인인 초미세 먼지와 황사를 꼽을 수 있다. 초미세 먼지와 황사가 심하다는 보도가 있으면 외출을 삼가거나 마스크를 착용하고 외출하는 것이 좋다.

또한 방을 깨끗하게 유지하고, 정기적으로 환기하는 것도 중요하다.

특히 가스레인지로 조리하는 집에서는 대량의 질소 산화물과 황 화합물 등과 같은 유해 물질이 발생하므로, 틈틈이 창문을 열어 공기를 바꿔 주는 것이 좋다.

석유난로 같은 연소형 난방 기구도 마찬가지다. 인덕션이나 전기난로 등으로 바꾸어 가스를 사용하지 않는 것도 좋은 방법이다.

방은 깔끔하게 정리하는 것도 중요하지만 깨끗하게 청소도 해야 한다. 특히 바닥이 더러우면 방 전체의 공기가 오염된다. 우리는 바닥에서 올라오는 공기의 50%를 들이마시고 있다. 심지어 잘 때는 70% 이상을 들이마신다.

방을 항상 청결하게 유지하면서, 동시에 공기 청정기까지 틀어 준다면 훨씬 좋다. 활성탄이나 세라믹으로 화학 물질을 빨아들이는 흡착형 공기 청정기를 추천한다.

혹은 공기 청정기 대신 비장탄을 방에 두는 것도 효과적이다. 비장탄은 대략 한 달마다 세척하여 건조시켜 주면 오래 사용할 수 있다. 공기 오염이 걱정된다면 꼭 시도해 보길 바란다.

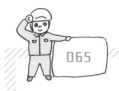

065

뇌졸중 예방에 필수

실내에서도 몸을
따뜻하게 유지한다

추천도 ★★★

뇌졸중이 가장 많이 발병하는 계절은 겨울
이다. 뇌졸중 중에서도 뇌출혈은 겨울철에
눈에 띄게 급증한다. 뇌경색 같은 경우 다
양한 유형이 있는데, 혈전이 뇌에 흘러들
어가 발생하는 뇌경색의 발병률은 12월부
터 1월까지 겨울철에 정점을 찍는다.

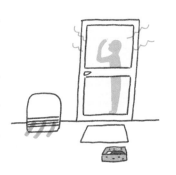

　이는 일본의 경우 여름은 덥고 겨울은 추워 계절별 기온의 격차가 크기
때문이다. 겨울에는 대기 온도와 실내 온도가 낮아져 혈압이 상승하는 바
람에 뇌졸중이 올 수 있다. 40세 미만이라면 실내 온도가 낮아져도 혈압
이 오르진 않지만, 40세 이후에는 나이가 많을수록 혈압이 오르고 70세
이상이 되면 현저히 상승한다.

3장 · 생활 습관

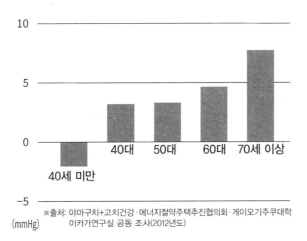

• 실내 온도가 10℃ 떨어질 경우의 혈압 상승량 •

반면에 멕시코나 브라질처럼 계절별 기온의 격차가 거의 없는 지역은 계절이 바뀌어도 뇌졸중 발병률에 별반 차이가 없다.

하지만 이상하게 미국은 일본과 비슷하게 계절별 기온의 격차가 큰데도 뇌졸중 발병과 관련하여 계절적 요인으로 인한 변동폭이 해마다 감소하고 있다. 그 이유는 미국의 경우 건물 전체에 '센트럴 히팅'이라 불리는 중앙난방 설비가 갖춰져 있기 때문인 듯하다.

일본에서는 아직 방별로 난방을 조절할 수 있는 국소 난방 시스템이 일반적이다. 거실은 따뜻해도 복도나 화장실, 욕실 등은 얼어붙을 만큼 추운 집이 적지 않다.

그러면 급격한 온도 변화로 인해 고령일수록 급격히 혈압이 상승하여 뇌졸중이 일어나기 쉬워진다. 이를 '히트 쇼크(Heat shock)' 현상이라 부른다.

히트 쇼크를 예방하기 위해서는 최대한 실내 온도 차를 줄이는 것이 중요하다. 방법 중 하나는 전기난로나 온풍기 등과 같은 소형 난방 기구를 활용하는 것이다. **화장실이나 탈의실 등 옷을 벗을 필요가 있어서 온도 차의 영향을 쉽게 받을 수 있는 곳에 소형 난방 기구를 설치해 두면 급격한 온도 변화를 방지할 수 있다.**

또 다른 방법으로는 '미리 **따뜻하게 데우는 습관**'이다. 욕조에 미리 따뜻한 물을 받아 놓아서 실내 온도를 높여 놓으면 옷을 다 벗고 들어가도 춥지 않다. 잠들기 전에 온풍기 등으로 침실을 따뜻하게 해 두는 것도 좋은 방법이다.

또 **실내에서 옷을 얇게 입지 않는 것도 중요하다.** 가볍게 살짝 걸칠 만한 옷을 항상 근처에 두고 따뜻한 거실에서 이동할 때는 미리 준비해 둔 옷을 걸치는 습관을 들이자.

이렇게 온도 차를 줄이기 위해 조금 부지런히 움직이는 것이 중요하다. '내가 사는 지역은 한랭지가 아니니 그렇게까지 주의할 필요는 없겠지'라고 생각하면 위험하다. 사실 한랭지보다 비교적 온난한 지역에서 히트 쇼크가 더 많이 발생한다고 하니까 말이다.

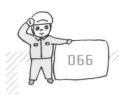

몸을 따뜻하게 해 면역력을 높이자

목을 따뜻하게 한다

추천도 ★ ★ ★

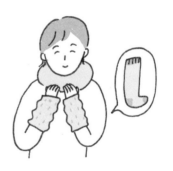

코로나19 대유행을 계기로 '면역력'이 예전
보다 더 많이 주목받았다. 면역력이란 바이
러스나 세균 등과 같은 병원체가 체내에 침
입했을 때, 그 병원체를 없애거나 약하게
만드는 우리 몸의 방어 기능이다.

하지만 면역력도 나이가 많아지면 점점
떨어진다. 이를 '면역 노화'라 부른다. 고령자는 코로나19에 감염되면 중
증으로 진행되는 경우가 많은데, 근본적인 원인은 면역력이 약해졌기 때
문이라 할 수 있다.

면역력을 높여 주는 가장 빠르고 쉬운 방법이 있다. 바로 목을 따뜻하
게 해 주는 것이다.

면역력을 높이기 위해서는 '몸이 차가워지지 않게 하는 것'이 핵심이다. 목에는 큰 혈관이 지나기 때문에 목을 따뜻하게 해 주면 몸 전체가 따뜻해신다. 반대로 목이 차가우면 몸 전체가 차가워진다.

그래서 목이 차가워지지 않게 하는 것이 무엇보다 중요하다. 목이 차갑다 싶으면 바로 목을 감싸서 따뜻하게 해 주자.

한겨울에는 목도리를 두르거나 목까지 올라오는 스웨터 같은 옷을 입는 것이 좋다. '좀 쌀쌀하다'는 느낌이 드는 늦가을부터 초봄까지 목도리나 스카프 등으로 목을 따뜻하게 해 주면 1년 내내 면역력을 유지할 수 있다.

마찬가지로 똑같이 '목'이란 글자가 붙는 손목, 발목도 몸 전체 체온이 떨어지는 데 영향을 미친다. 장갑을 끼거나 두꺼운 양말을 신는 등 우리 몸의 '목' 부분을 따뜻하게 해 주는 습관을 들이자.

이 습관을 이 책에서 소개하는 '균형 잡힌 식사', '적절한 운동' 등과 같은 습관과 함께 꾸준히 유지해 나간다면, 감염증 같은 건 얼씬도 못 할 만큼 튼튼해질 것이다.

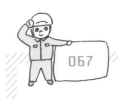

067

웃음은 부작용이 없는 만병통치약

자주 웃는다

추천도 ★★★★

소문만복래(笑門萬福來), '웃으면 복이 온다'
라는 뜻의 고사성어이다. 최근 이 말이 사실
임을 증명하듯, '웃음'이 가진 건강 효과의
의학적 근거가 계속해서 나오고 있다.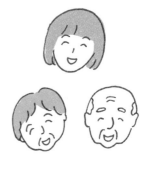

첫째, 웃으면 혈액 중의 스트레스 호르몬
이 감소하고 행복 호르몬인 세로토닌의 분비
가 증가한다.

둘째, 면역 세포인 자연 살해 세포를 활성화시킨다는 사실도 밝혀졌
다. 자연 살해 세포는 바이러스에 감염된 세포와 암세포를 공격하는 세
포이다.

셋째, 혈당치와 혈압을 낮추는 효과도 확인되었다. '웃음'에는 인슐린

작용을 돕거나 교감 신경의 활성화를 억제하는 효과가 있다는 것이다.

쓰쿠바대학교 명예 교수인 무라카미 가즈오 선생은 일찍이 '웃음이 당뇨병을 완화할 가능성'을 증명하기 위해 실험을 실시했다. 평균 연령 63세의 당뇨병 환자 19명의 도움을 받아, 첫째 날은 '의대 교수의 어려운 강의'를 듣게 하고, 둘째 날은 '만담 콤비 B&B의 만담'을 보게 한 뒤 식후 혈당치를 측정했다고 한다.

그 결과 둘째 날 식후 혈당치가 평균 46mg이나 낮아졌다는 사실이 드러났다. 의학적으로도 '웃음에는 혈당치 상승을 억제하는 효과가 있다'는 사실이 입증된 셈이다.

나는 웃음을 '부작용이 없는 만병통치약'이라고 생각한다. 병에 걸렸거나 몸이 좀 좋지 않다고 느낄 때 웃음은 긍정적인 작용을 한다.

웃고 싶지 않을 때는 더욱더 얼굴에서 미소가 사라지지 않게 노력하자. 인간의 뇌와 행동은 서로 연결되어 있다. 즐거울 때는 웃음을 짓는데, 반대로 웃음을 짓다 보면 점점 뇌가 즐겁다고 느끼게 되어 즐거운 일을 떠올리기 시작한다. 매일 아침 거울 앞에서 미소 짓는 습관을 들여 하루를 행복하게 보내자.

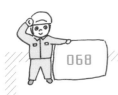
노쇠 예방에는 노동이 최고!

죽을 때까지 움직이며 일한다

추천도 ★★

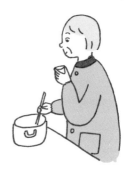

2015년 일본 「도도부현별 생명표」에 의하면 나가노현 사람들의 평균 연령은 여성이 87.67세로 전국 1위, 남성이 81.75세로 2위였다. 1990년 이후 나가노현은 남녀 모두 전국 1위를 수차례 기록했다.

이에 나가노현이 자체적으로 장수의 원인을 분석한 결과, '현민의 높은 취업 의욕과 적극적인 사회 참여', '지역 내에서 의료 보험 활동이 활발하게 이루어진 점', '건강 관련 자원봉사 활동이 활발한 점' 등이 꼽혔다.

실제로 나가노현은 65세 이상 고령자의 취업률이 남성은 41.6%로 전국 1위, 여성도 21.6%로 전국 1위이다. 나가노현 사람들 중 고령자의 취업률이 높다는 점과 장수가 어느 정도 관계가 있는 듯 보인다.

227

왜냐하면 몸을 움직이는 것은 **노쇠를 예방하는 최고의 방법**이기 때문이다. 일단 집에서 나가니 다리와 허리를 쓰게 되어 '신체적 노쇠'를 예방할 수 있다. 일을 하면서 동료들과 대화를 나누고 무언가 즐거움을 찾으면 '정신·심리적 노쇠'와 '사회적 노쇠'와도 멀어질 수 있다. 또한 뇌를 쓰기 때문에 치매 예방에도 도움이 된다.

몸이 아직 건강하다면, 정년을 맞이했다고 해서 집에만 틀어박혀 있지 말자. 아르바이트나 파트타임이라도 좋으니 밖으로 나가 일하는 것이 여러 가지 측면에서 건강 장수에 도움이 된다.

물론 무조건 취업해서 일할 필요는 없다. 지역 내 봉사 활동에 참여하는 것도 좋고, 취미로 하는 동호회 활동에 적극적으로 참여하는 것도 좋다. **밖으로 나가 하고 싶은 일을 마음껏 하는 것이 장수의 비결이다.**

100세 시대를 맞이한 지금, 60~70대에 벌써부터 집에만 있기에는 아직 인생이 너무 많이 남았다고 생각하지 않는가?

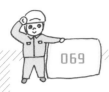

069

반납하면 보호가 필요한 대상이 될
위험성이 증가한다

운전 면허를 반납하지 않는다

추천도 ★★★

70~80대가 되면 가족들이 운전 면허를 반 납하라고 권할 것이다. 요즘 고령자들의 운 전을 위험하게 바라보는 시각이 확산되고 있기 때문이다. 그런데 정말 위험할까?

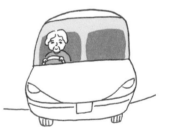

이것은 잘 알려져 있지 않은 사실인데, '고 령자가 차량 사고를 일으킨 비율이 다른 세대에 비해 특별히 높다'는 통계 는 현재까지 나온 바가 없다.

조금 특수한 예일지도 모르겠지만, 고령임에도 과감하게 운전하는 사 람도 있다.

일본의 레이싱 여명기라 할 수 있는 1960-70년대에 일본 내에서 톱클 래스로 활동한 레이싱 선수를 총칭해 '레전드 드라이버(전설의 레이서)'라고 부르는데, 그들이 만든 '레전드 레이싱 드라이버스 클럽'의 멤버 중 한 명인 다케치 유조 씨가 그 주인공이다. 예전에 다이하츠 워크스 팀의 선수로도 활약했던 분이다.

다케치 씨와는 개인적인 친분이 있는데, 80세가 넘은 지금도 정정하게 독일제 스포츠카를 타고 다닌다. 다케치 씨를 비롯한 레전드 드라이버들은 이미 평균 나이가 75세를 넘었음에도 1년에 한 번씩 일본의 고속 서킷 '후지 스피드 웨이'를 찾아 최고 속도 200km/h로 달리며 스피드를 즐긴다고 한다.

따라서 **고령이라고 해서 바로 면허를 반납할 필요는 없다고** 생각한다. 특히 지방에 사는 고령자(특히 남성) 중에서는 운전 면허가 있어서 직접 차를 몰고 원하는 곳에 갈 수 있다는 사실에서 자신의 존재 의의를 찾는 사람도 많다.

지금까지 항상 차를 몰고 외출했던 사람이 면허를 반납해 버리면 외출하는 기회가 확 줄어들 테고, 그렇게 되면 활동 범위가 극단적으로 좁아진다. 그로 인해 사람들과 교류하는 범위가 좁아지고 운동량이 줄어, 수년 내에 개호가 필요한 상태가 되거나 치매에 걸리는 사람이 적지 않다.

실제로 쓰쿠바대학교의 연구 팀이 65세 이상의 남녀 2,800명을 10년에 걸쳐 추적 조사한 결과, **자동차 운전을 그만둔 사람은 운전을 계속한 사람에 비해 보호가 필요하게 될 가능성이 2.09배 높다**고 한다.

운전을 하지 않음으로써 활동량이 줄어들고 의욕과 근력, 체력이 모두 감소해 버렸기 때문이라고 볼 수 있다.

운전은 뇌 기능과 반사 신경 훈련에 도움이 되고, 짐을 보러 가서 마트나 쇼핑몰 안을 걷는 것도 운동이 된다. 또한 친구들을 만나 즐겁게 대화하면 그것만으로도 치매 예방 효과가 있다.

다만, 반납 시기에 대해서는 가족들과 상의해 결정하도록 하자. 1년에 한 번은 운전 능력에 문제가 없는지 가족들이 함께 타서 확인하면 좋을 듯하다.

참고로 **75세 이상의 후기 고령자들의 경우에는 인지 기능 검사에 합격하고 운전 적합성 검사와 실제 차량 운전 지도(도로 주행)를 포함한 고령자 강습을 받지 않으면 면허를 갱신할 수 없다.**

조금이라도 오랫동안 안전하게 운전하기 위해서는 뇌 기능과 운동 능력이 저하되지 않도록 해야 한다. 이 책을 참고하여 지금부터 건강한 생활을 해 나가자.

물론 언젠가는 면허를 반납해야 할 날이 다가올 것이다.

그래도 괜찮다. 운전을 하지 못하게 되더라도 다른 습관은 충분히 실천 가능하니까. 이 책에서 소개하는 습관들을 꾸준히 실천하다 보면 노화를 예방해 젊게 나이 들 수 있다. 할 수 있는 것부터 하나씩 즐겁게 해 보자.

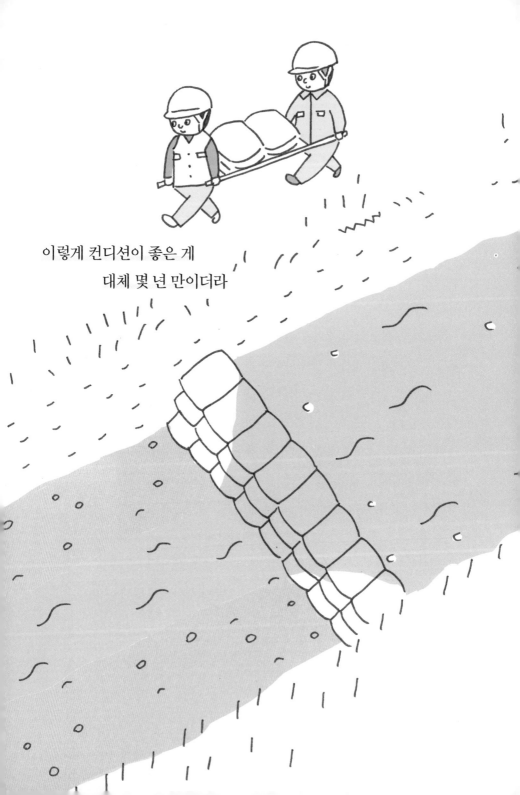

이렇게 컨디션이 좋은 게
대체 몇 년 만이더라

4장

·

뇌·정신 건강

· ·

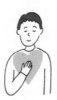

뇌
·
정신 건강

●

기본
설명

치매에 걸리면 100세까지 살아도 행복하기는 어렵다

평균 수명이 늘어남에 따라 치매 환자도 계속 증가하고 있다. 2018년을 기준으로 일본의 치매 환자 수는 500만 명을 넘었고, 이대로 가다가는 2025년엔 700만 명에 달할 것이라는 추산이 나오고 있다. 65세 이상의 고령자 중 20%가 치매에 걸린다는 것이다.

설령 장수를 누린다 해도 치매에 걸리면 '행복한 노후'를 보내지 못할 가능성이 매우 높다. 2019년 일본 후생노동성이 발표한 「국민 생활 기초조사」를 보면, '지원과 개호가 필요한 질병' 중 치매(24%)가 뇌졸중(19%)을 제치고 1위를 기록했다.

건강한 장수를 누리려면 생활 습관병과 함께 치매를 예방하는 것이 무엇보다 중요해졌다는 뜻이다.

치매에 걸리면 일단 '기억 장애'가 일어난다. 오래전에 있었던 일은 기억하지만, 어제오늘 있었던 최근 기억이 먼저 사라진다.

또 자신이 있는 장소와 시간을 모르는 '지남력 장애'와 세탁기나 청소기 등의 사용법을 잊어버리는 '수행 능력 장애'까지 일어나 결국 옷을 갈아입거나 배변을 하는 등의 일상생활조차 혼자서 할 수가 없다.

말기가 되면 가족들의 얼굴이나 자신이 누구인지조차 잊어버린다. 치매에 걸리면 행복한 노후를 보내기가 어려운 것이 현실이다.

치매는 현재로선 치료가 불가능하므로 예방이 최선이다

치매란 '기억력과 인지 능력의 저하로 인해 일상생활에 지장이 초래된 상태'를 가리킨다. 병명이 아니라 증상이다. 치매는 원인 질병이 무엇이냐에 따라 몇 가지 유형으로 나뉜다.

전체의 약 68%를 차지하는 것이 '알츠하이머형 치매'이다. 뇌에 특수한 단백질(아밀로이드 베타 등)이 축적되어 뇌가 쪼그라들고 인지 기능이 떨어지는 질병이다.

그다음으로 많은 것이 약 20%를 차지하는 '뇌혈관성 치매'이다. 뇌혈관 장애(뇌경색이나 뇌출혈 등)가 원인이 되어 나타나는 질병이다.

그 밖에 레비소체라는 단백질이 뇌에 쌓이는 '레비소체 치매'와 뇌의 전두엽과 측두엽이 위축되는 '전두측두엽 치매' 등이 있다.

모두 갑자기 발병하지는 않고 대부분 천천히 진행된다. 알츠하이머형 치매의 경우, 뇌에 아밀로이드 베타가 축적되기 시작한 후 실제로 발병하기까지는 20~30년이 걸린다고 한다.

치매의 경우 일단 발병하면 치료를 통해 진행 속도를 늦출 수는 있어도 원래 상태로 회복시키기는 어렵다. 그렇기 때문에 치매는 예방이 최선이다. 더 늦기 전에 지금부터 '뇌 건강'을 지키는 생활을 할 필요가 있다.

생활 습관병과 노쇠를 예방하는 것이 곧 치매를 예방하는 길이다

치매를 예방하기 위해서는 어떻게 해야 할까? 1~3장에 나온 생활 습관병과 노쇠를 예방하는 습관을 실천하는 것이 가장 중요하다.

왜냐하면 **치매의 원인인 아밀로이드 베타 등과 같은 이상 단백질의 축적은 혈관 노화로 인해 초래되기 때문이다.** 동맥 경화가 진행되어 혈류가 정체되고 노폐물 배출이 잘 되지 않는 것은 이상 단백질이 축적되는 원인 중 하나이다.

특히 알츠하이머형 치매 환자 중에는 생활 습관병을 함께 가지고 있는 사람이 많다. 도쿄의과대학병원이 알츠하이머형 치매 환자 113명을 조사한 결과, 1인당 평균 2.27개의 생활 습관병을 가지고 있었다고 한다. 이상 지질 혈증이 48%, 고혈압이 42%, 당뇨병이 19%였다.

다른 연구에서는 **고혈압 등과 같은 생활 습관병을 개선함으로써 40%는 치매를 예방할 수 있다고** 보고된 바 있다.

또 치매는 노쇠와도 관련이 있다. 노쇠해지면 치매에 걸리기 쉽고, 치매에 걸리면 노쇠해지기 쉽다.

2019년 연구에서 노쇠한 사람은 치매에 걸릴 위험이 1.4/배 높다는 사실이 보고되었다. 즉, 생활 습관병과 노쇠를 예방하는 것이 곧 치매를 예방하는 길이란 뜻이다. 생활 습관병과 노쇠를 예방하기 위해서는 혈관에 좋은 음식을 먹고, 근력이 유지되도록 운동을 하고, 생활 습관을 바로잡을 필요가 있다. 그것이 치매를 예방하는 길이다.

뇌를 자극하는 '지적 활동', '사회적 활동'을 시작하자

2019년 WHO가 첫 「치매 예방 가이드라인」을 발표했다. 그 내용을 보면, '① 정기적인 운동 습관, ② 금연, ③ 건강한 식생활, ④ 절주 등 생활 습관 개선, ⑤ 체중 관리, ⑥ 혈압 관리, ⑦ 혈당치 관리, ⑧ 혈중 지질 관리, ⑨ 우울 관리, ⑩ 청력 관리, ⑪ 지적 활동, ⑫ 사회적 활동'을 치매 예방법으로 제시하고 있다.

대부분은 1~3장에서 소개한 습관으로 해결할 수 있다.

4장에서는 '⑨ 우울 관리, ⑪ 지적 활동, ⑫ 사회적 활동'과 관련하여 '뇌와 정신에 좋은 습관'을 소개하고자 한다.

뇌를 기분 좋게 자극하여 '평생 건강한 뇌'를 유지하는 것을 목표로 삼자. 지금부터 시작한다면 치매도 더 이상 두렵지 않을 것이다!

070

소리 내어 읽으면 뇌가 활성화된다!

텔레비전을 보기보다는
책을 읽는다

추천도 ★ ★

현업에서 은퇴하고 더 이상 할 일이 없다
고 해서 텔레비전만 보는 것은 좋지 않
다. 특히 현재 60대 이상인 사람들은 텔
레비전 전성기를 경험한 세대여서 하루
종일 텔레비전을 틀어놓고 빈둥거리는
사람이 많다.

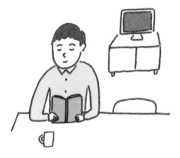

텔레비전 방송은 영상과 소리, 이해를 돕는 자막으로 누구나 쉽게 즐
길 수 있도록 만들어진다. 그래서 텔레비전을 볼 때 우리 뇌는 수동적인
상태가 되므로 사고력이 저하되고, 사고력과 창의력을 관장하는 뇌의 전
두엽 기능이 떨어진다. 뇌 건강을 생각하면 아무런 목적 없이 텔레비전을
장시간 시청하는 것은 바람직하지 않다.

대신 독서를 하자. 독서는 직접 글자를 읽으며 그 의미를 생각하고 상상해야 한다. 그렇게 하여 교양을 넓히거나 재미를 얻을 수 있는데, 사실 독서는 뇌 건강에도 아주 좋다.

의학 박사인 가와시마 류타 교수의 연구에 따르면, 책을 묵독하면 시각 정보를 처리하는 후두엽과 전두엽 등 뇌의 다양한 부위가 활성화된다고 한다.

그런데 묵독보다 더 좋은 방법이 '음독'이다. 음독은 '소리 내어 읽고', '자신의 목소리를 듣는' 행위가 더해지므로 묵독보다 뇌를 더 광범위하게 자극할 수 있다. 마음에 드는 책을 선택해 소리 내어 읽으면 손쉽게 두뇌 훈련을 할 수 있다.

나아가 독서에는 스트레스 해소 효과도 있다. 영국의 서식스대학교가 실시한 연구에 따르면, **독서 전과 후에 심박수와 근육의 긴장 상태를 조사했더니 독서 후에 스트레스 정도가 68%나 감소했다**고 한다. 이는 음악이나 커피 등의 스트레스 해소 효과를 상회하는 수치다.

텔레비전 시청 시간을 조금씩 '독서 시간'으로 바꾸어 나가는 것은 어떨까?

071

전두전야를 풀가동해 뇌를 자극하자

생각하는 취미를 갖는다

추천도 ★ ★

우리 주위에는 취미로 장기나 바둑, 마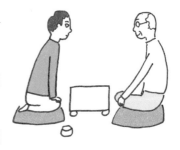
작, 경마 등을 하는 사람들이 있다. 이러
한 취미가 사실 치매 예방이라는 관점에
서는 매우 효과적이다.

인지 기능은 뇌의 '전두전야'라는 부위
가 주로 담당하고 있다. 전두전야는 '생각, 기억, 집중, 창조, 행동 및 감
정 조절' 등 인간만이 가진 고도의 사고를 관장하는 부위이다.

인간의 전두전야는 그 크기가 뇌 전체의 약 30%임에 비해, 동물 중에
서 가장 크다고 알려진 침팬지의 전두전야는 뇌 전체의 약 7~10%에 불
과하다.

즉, 치매를 예방하여 인간답게 살기 위해서는 '뇌의 전두전야 기능이

저하되지 않도록 하는 것'이 중요하다.

장기나 바둑, 마작, 경마 등은 규칙을 숙지하거나, 앞으로의 수를 읽어 내고 추측하거나, 감정을 조절하는 등 전두전야를 풀가동시키면서 즐기는 취미다.

또 승패가 갈리는 게임의 경우, 적당한 긴장감과 이겼을 때의 성취감, 졌을 때의 분함은 뇌를 건강하게 만들어 준다. 상대가 있는 게임이라면 대화나 소통을 할 필요가 있으므로 이 점에서도 뇌가 자극된다.

단, 도박의 경우 재산을 탕진하면 안 하느니만 못하니 '적당히 즐기는' 정도로만 하자. 참고로 개인이 하는 도박은 불법이므로 주의해야 한다.

전두전야는 무언가를 처음 경험할 때 가장 크게 각성한다. 그러니 장기를 좋아하는 사람이 바둑에 도전한다거나, 카드 게임을 좋아하는 사람이 비디오게임을 시작하는 등 새로운 장르에 도전해 보는 것도 좋은 방법이다.

072

시구를 떠올리며 걸어 보자

걸으면서 두뇌를 훈련한다

추천도 ★★★★

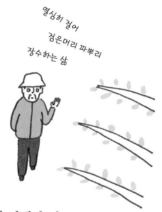

열심히 걸어
검은머리 파뿌리
장수하는 삶

걷기는 치매 예방 측면에서도 효과를 발휘
한다. 우리 연구 팀은 남녀 120명(평균
연령 66세)을 대상으로, 일주일에 세 번,
40분씩 걷는 그룹과 스트레칭만 하는 그룹
으로 나누어 1년 후의 뇌 상태를 조사했다.
그랬더니 걷기 그룹은 스트레칭 그룹에 비해 뇌에서 기
억을 저장하는 부위인 해마의 부피가 2% 증가하고 기억력도 개선되었다
는 결과가 나왔다.

또 치매가 아닌 고령자 4,615명을 평균 5년간 추적 조사한 또 다른 연
구에서는 일주일에 세 번 걷기 정도의 운동을 하는 것만으로도 인지 기
능이 저하될 위험이 33% 감소했다고 한다.

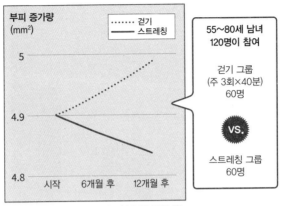

※출처: Proc Natl Acad Sci USA,2011:108:3017-22.

이처럼 그냥 걷기만 해도 혈관이 건강해져 치매를 예방할 수 있는데, 여기서 한 가지를 더하면 그 효과는 한층 커질 것이다.

이름하여 '하이쿠 워킹!'

내가 사는 에히메현 마쓰야마시는 마사오카 시키와 다카하마 교시 같은 유명한 하이쿠(3행 17음절로 구성된 일본 전통 시. 각 행은 5-7-5음절로 이루어진다―옮긴이) 시인을 배출한 '하이쿠의 도시'다. 마쓰야마시는 '하이쿠를 읊거나', '하이쿠를 묵독하거나', '간단한 계산을 하는' 작업을 했을 때 전두전야의 혈류량을 측정해 비교하는 연구를 했다.

그 결과, **하이쿠를 '묵독할' 때보다 소리 내어 '읊을' 때 전두전야의 혈류량이 현저히 증가했음을 알 수 있었다.** 이때 혈류량의 증가폭은 두 자릿수 덧셈이나 뺄셈 등과 같은 '간단한 계산을 할 때'보다도 높았다.

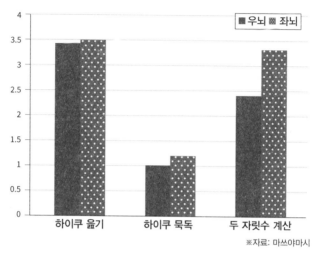

하이쿠를 읊으면 뇌의 혈류가 현저히 상승함

범례: ■ 우뇌 ▨ 좌뇌

(세로축: 0, 0.5, 1, 1.5, 2, 2.5, 3, 3.5, 4)
(가로축: 하이쿠 읊기, 하이쿠 묵독, 두 자릿수 계산)

※자료: 마쓰야마시

다시 말해, 하이쿠를 '읊으면' 치매를 예방할 수 있다는 뜻이다.

그래서 고안해 낸 방법이 바로 걸으면서 하이쿠를 읊는 '하이쿠 워킹'
이다.

걸으면 온몸의 혈류량이 증가하는데, 좋은 시구를 생각해 내느라 머
리까지 쓰니 두뇌 훈련에도 도움이 된다. 그야말로 일석이조가 아닐 수
없다. 아름다운 경치나 하늘을 바라보면서 '걸을 때마다 한 구씩 짓는 것'
을 목표로 한다면, 즐겁게 걸을 수 있을 것이다.

직접 시를 짓는 것이 어렵다고 느껴진다면, 머릿속으로 끝말잇기를 하
면서 걷거나 연상 게임을 하면서 걷는 것도 좋은 방법이다. 예를 들어 '뭉
게구름'을 보면서 '솜사탕'을 연상하고, '솜사탕'을 떠올리며 '어릴 적에 간
축제'를 연상하고, '어릴 적에 간 축제'를 떠올리며 '고향'을 연상하는 식

으로 뇌를 쓰면서 걷는 것이다.

'걸으면서 하는 두뇌 훈련'의 핵심은 걷기 운동을 하면서 동시에 뇌를 쓰는 것이다. 부디 즐거운 운동이 되길 바란다.

외우는 연습보다 떠올리는 연습을 하자

옛날 일을 떠올린다

추천도 ★★

나는 항노화 검진을 할 때 일반적인 치매 진
단 검사와 함께 인터넷으로 '뇌 건강 체크'라
는 새로운 인지 기능 테스트를 실시한다. 핵
심 검사는 10개의 단어를 복창하면서 외우도
록 하는 '10개 단어 상기 테스트'이다. 개인차
는 있지만, 연령이 높을수록 한 번에 외울 수
있는 단어의 개수가 줄어든다.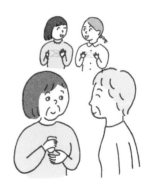

예를 들어 10개 중 2~3개밖에 외우지 못하는 등 기억력이 저하되었다면
정상과 치매의 중간인 '경도 인지 장애' 평가를 받는데, 1년에 10% 정도는
실제 치매로 이어질 가능성이 있다.

내가 만난 외래 환자들은 다들 하나같이 '건망증이 있다'고 말한다. 하

지만 대부분은 '영화에 나오는 배우의 이름을 잊어버리는 정도'이므로 그냥 '깜빡하는' 수준이다.

나이가 들면서 깜빡하는 횟수가 늘어나는 것은 당연한 현상이니 너무 걱정할 필요는 없다. 다만, '깜빡하는' 정도가 지나치면 '영화를 봤다는 사실조차 잊어버리는' 등 치매로 이어질 가능성이 있다.

경험에 기초한 개인적인 의견이지만, **치매 예방에는 '외우는 연습'보다는 '떠올리는 연습'이 더 효과적**이라고 생각한다. 새로운 무언가를 외워서 기억하기보다는 '떠올려서 확인하는' 것을 추천한다.

비결은 서로 주고받는 대화에 있다. "어? 저 배우 이름이 뭐였더라?" "키아누 리브스잖아." 혹은 "어제저녁에 뭐 먹었더라? 회였나?" "회는 그저께 먹었잖아. 어제는 햄버거 먹었고." "맞네, 맞네." 이런 대화처럼 기억을 소환하는 습관을 들이면 뇌에 자극을 줄 수 있다.

'잊어버린 것을 떠올리는' 습관을 열심히 들이자.

074

헬스투어리즘을 떠나 보자

한 달에 한 번은
짧은 여행을 떠난다

추천도 ★★

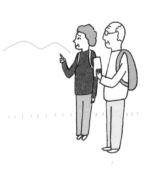

요즘 '헬스투어리즘' 여행 상품이 많아졌다.

헬스투어리즘이란 '의학적인 근거를 바탕으로 건강의 회복, 유지, 증진을 도모하는 관광'을 말한다. 나도 노화 예방에 특화된 '항노화 헬스투어리즘'을 기획한 적이 있는데, 많은 사람이 그 여행 상품에 참여했다.

예를 들자면, 마쓰야마에 방문해서 도고 온천을 경험하고, 몸에 좋은 운동·식사·생활 습관에 대해 배운 뒤, 마지막으로 항노화 검사를 받는 것이다. 이후 검사 결과를 바탕으로 건강 장수를 누리려면 어떻게 해야 하는지 방법을 배운다. 말하자면 '현대판 탕치(湯治)'이다.

우리가 기획한 이런 프로그램에 참가하는 것도 좋지만, 직접 헬스투어리즘을 기획해 보는 것도 재미있을 듯하다. 예를 들어 자연이 풍부한 지역을 산책하거나, 가까운 온천에 몸을 푹 담그거나, 건강식을 제공하는 숙박 시설에 묵는 등 '건강'을 테마로 한 짧은 여행을 다녀오는 것은 어떨까?

황이 다량 함유된 온천은 피부병이나 부인과 질병, 고혈압, 동맥 경화 개선에 효과가 있다고 한다. 단순천(유리 탄산, 식염, 중조 등 단순한 성분을 함유하고 있는 알칼리성 온천—옮긴이)도 신경통이나 근육통, 소화기 질환, 냉한 체질 등에 효과가 있다.

또한 일상생활과는 동떨어진 전혀 다른 곳에서 느긋하게 시간을 보내면 스트레스가 해소되고 자율 신경의 균형이 바로잡히면서 행복 호르몬인 세로토닌의 분비가 촉진된다. 뇌 건강을 위해서라도, 정기적으로 여행을 떠나 뇌에 자극을 주는 것이 좋다는 뜻이다.

075

예술 작품을 감상하자

아름다운 것을 본다

추천도 ★★

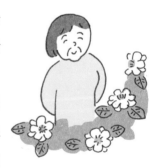

눈을 통해 들어오는 정보는 뇌에 큰 영향을
준다. 그래서 '무엇을 보느냐'에 따라 뇌의 활
성도가 달라진다.

하루 종일 방에 틀어박혀서 늘 똑같은 무늬
의 천장과 벽을 바라보고 있으면, 뇌에 새로
운 정보가 제공되지 않아 뇌 기능이 점점 떨
어진다.

코로나19 대유행을 겪으면서 우울증을 호소하는 사람이 많아진 이유
는 외출을 자제해 바깥 경치를 볼 기회가 줄어든 점과도 관련이 있을 것
이다. 굳이 녹음이 우거진 산이나 푸른 바다를 찾아가지 않더라도, 밖으
로 한 발자국만 나가면 계절의 변화를 온몸으로 느낄 수 있다.

뇌 건강을 생각한다면, 늘 보던 것 말고 '새로운 것', '일상생활에서는 접할 수 없는 것'을 보아야 효과적이다.

예를 들어 아름다운 '예술 작품'을 보러 가는 건 어떨까? 미술관에 가도 좋고, 거리를 걷다 보면 보이는 아트 갤러리에 무작정 들어가 봐도 좋다.

직접 미술 작품을 그리거나 만들어 볼 수 있다면 더 좋다. 그림이나 컬러링, 도자기 공예 등과 같이 직접 예술 작품을 만들어 보는 것을 '아트 테라피'라고 한다. 약물을 사용하지 않는 아트 테라피는 치매와 경도 인지 장애를 겪고 있는 사람에게도 실시하는 매우 효과적인 치료법이다.

일반적으로 치매 환자는 공간 지각 능력이나 사물의 형태나 색을 판단하는 능력이 떨어지는 경향이 있다. 예술 작품을 만들어 보는 작업은 오감을 자극하기 때문에 인지 능력 향상에 도움이 된다.

예술 작품을 만들지 못하더라도 괜찮다. 감상하는 것만으로도 우리 뇌는 충분히 자극을 받기 때문이다. 함께한 사람과 감상을 공유하는 것도 효과가 있다. 예술 작품 감상과 같은 지적 체험은 뇌를 활성화하여 치매 예방에 도움이 된다.

076

'인지적 저장'을 늘리자

아이를 적극적으로 돌본다

추천도 ★★★

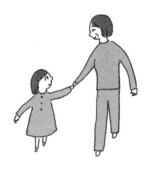

손주가 있거나 친척 중에 어린아이가 있다면 적극적으로 맡아서 돌봐 주자. 최근 맞벌이 부부가 늘어나면서 부모 대신 조부모가 영유아나 아동을 돌봐 주는 '황혼 육아'가 증가하고 있다.

황혼 육아는 아이 부모의 부담을 덜어 줄 뿐 아니라 돌봐 주는 사람에게도 이점이 있다. 일주일에 한 번 손주를 돌보면 인지 기능을 유지하는 데도 도움이 되고, 손주의 존재를 통해 행복감을 느낄 수 있다는 연구 결과가 있다.

뇌 기능이 떨어지지 않게 하려면 뇌에 자극을 주어야 한다. 책을 읽거나, 여행을 하거나, 새로운 것에 도전하면 뇌가 자극을 받는다.

이를 '인지적 저장'이라고 부르며, 인지적 저장이 많이 이루어질수록 치매에 잘 걸리지 않는다. 황혼 육아는 뇌를 사용해 인지적 저장을 늘릴 수 있는 절호의 기회다.

어린아이를 돌볼 때, 뇌를 자극하는 옛날 놀이를 해 보면 어떨까? 〈주먹 쥐고〉처럼 손을 이용한 율동 동요는 두뇌 훈련에 도움이 된다. 또 '종이 접기'는 손가락을 섬세하게 움직여야 하는 데다 평면과 입체를 이해하는 공간 지각 능력을 키울 수 있다. '실뜨기 놀이'나 '죽방울 놀이'도 좋겠다. 손주에게 가르쳐 주면서 함께 해 보면 좋을 듯하다.

반대로 손주가 푹 빠져 있는 놀이나 게임을 손주에게 배워서 함께 해 보는 것도 좋다.

손주가 없는 사람은 아이들을 만날 수 있는 자원봉사를 해 보면 어떨까? 비영리 단체나 재단 등에서는 상시 아동 보호 시설이나 한부모 가정의 아이, 등교를 거부하는 아이 등을 사랑으로 돌봐 줄 사람을 찾고 있으니, 인터넷으로 한번 검색해 보길 바란다.

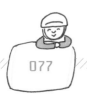

077

동물 매개 치료로 스트레스를 해소하자

귀여운 반려동물과 함께 산다

추천도 ★★

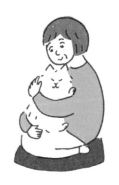

동물과의 접촉은 마음에 안정을 준다. 의료 현장에서도 동물로 마음의 병을 치료하거나 예방하는 '동물 매개 치료'가 실제로 이루어지고 있다.

동물 매개 치료는 사람의 기운을 북돋워 주거나 위로해 주는 심리적 효과뿐 아니라, 스트레스를 완화해 혈압과 맥박을 안정시키는 생리적 효과, 대화 거리가 생겨 주변 사람들과의 소통이 활발하게 이루어지도록 돕는 등의 효과가 있다.

실제로 강아지나 고양이 등과 같은 반려동물을 키우는 사람은 키우지 않는 사람에 비해 병원에 가는 횟수가 연간 20%나 감소했다고 한다. 또 심장병 환자를 대상으로 한 조사에 따르면, 반려동물을 키우는 사람은 1년 후 53명 중 3명이 사망한 데 반해, 키우지 않는 사람은 39명 중 11명이 사망했다는 연구 결과도 있다.

동물을 좋아하고 주거 환경에 문제가 없다면, 오래오래 건강하게 살기 위해서라도 귀여운 반려동물과 함께 살아 보자.

하지만 반려동물을 키울 경우 동물 알레르기나 물림 사고, 할큄 사고, 감염 등의 문제가 생길까 두려운 사람도 있을 것이다.

그래서 난 일본 독립 행정 법인 산업기술종합연구소가 개발한 물개 모양의 동물형 치유 로봇 '파로'를 추천한다. 파로는 진짜 반려동물과 비슷한 치유 효과가 있으며, 실제로 치매 환자의 배회, 폭언·폭력 등을 완화하여 항정신병 약의 사용량이 감소했다는 사례도 있다.

세계에서 가장 치유 효과가 큰 로봇으로서 2002년 기네스북에 이름을 올렸고, 지금은 전 세계의 노인 시설이나 병원에서 쓰이고 있다.

파로는 개인도 구입이 가능하다. 약 400만 원으로 고가이긴 하지만, 치매를 예방하기 위해서라고 생각한다면 그리 비싸지 않은 투자일지도 모르겠다.

078

치매 예방은 장에서부터

장내 환경을 개선한다

추천도 ★★★★★

많은 사람들 앞에서 말을 해야 할 때, 중요한 면접이나 시험을 앞두고 있을 때와 같이 긴장과 불안을 느끼는 순간이 오면 갑자기 배가 아프거나 설사를 하는 사람이 많다.

반대로 속이 불편하면 '의욕이 생기지 않거나', '우울하거나', '생각이 정리가 되지 않는' 등 정신이나 사고력에 문제가 생기기도 한다. 이러한 증상은 의학적으로 그 메커니즘이 규명되었다.

'뇌장상관(腦腸相關)'이라는 개념을 들어 본 적이 있는가? 이는 '뇌가 불안이나 스트레스를 감지하면 장내 환경이 악화되고, 장내 환경이 악화되면 뇌에도 악영향을 미친다'는 뜻으로, 뇌와 장의 밀접한 관련성을 가리키는 말이다.

즉, **뇌 건강을 지키려면 장 건강을 지켜야 한다**는 뜻이다.

장 건강을 지키기 위해서는 장내 세균 중에서도 '유익균'을 늘려야 한다. 한 사람이 가진 장내 세균은 백 수십여 종에 달한다고 한다. 장내 세균에는 '유익균, 유해균, 기회균' 등 3가지 종류가 있는데, 유익균 수가 감소하고 유해균 수가 증가하면 장내에 염증이 발생하는 등 장내 환경이 악화된다.

이때 비피더스균 같은 유익균을 섭취하면 도움이 된다. 비피더스균은 소장 하부와 대장 부근 사이에서 증식한다. 그리고 당을 분해하여 젖산이나 초산(아세트산)을 만들어 냄으로써 유해균의 증식을 방지하거나, 장운동이 활발하게 이루어지도록 돕는 작용을 한다.

비피더스균 중에서도 최근 주목을 받고 있는 것이 '비피더스균 MCC1274'라는 균주이다. '비피더스균 MCC1274'가 인지 기능 개선에 도움이 된다는 사실은 모리나가유업이 실시한 연구를 통해 밝혀졌다. 참고로 나도 이 연구에 감수자로 참여했다.

이 연구에 의하면, 경도 인지 장애가 의심되는 사람 80명 중 절반에게는 진짜 '비피더스균 MCC1274'가 들어간 제제를 먹이고 나머지 절반에게는 시험용 가짜 제제를 먹였더니, 전자의 경우 **인지 기능이 현저히 개선된 결과가 나왔고, 나아가 기억력과 공간 지각 능력 등의 점수도 현저히**

향상되었다고 한다.

또 그 후 추적 조사를 통해 혈중 당화 혈색소 수치가 높았던 그룹에서 '비피더스균 MCC1274'가 현저한 인지 기능 개선 효과를 보였다는 사실을 알아냈다. 당화 혈색소란 혈당치와 전신의 염증 상태를 반영하는 지표이다.

즉, '비피더스균 MCC1274'가 혈관과 세포의 염증을 억제하는 항염증 작용을 하며, 그 작용으로 인지 기능이 개선되었다고 볼 수 있는 것이다.

'뇌장상관'은 전 세계 의학회에서 현재 연구가 진행 중인 영역이며, 아직 구체적인 메커니즘이 완전히 다 밝혀진 것은 아니다. **하지만 비피더스균 등과 같은 유익균이 장내 환경을 바로잡고 혈관과 몸의 염증을 억제하여 결과적으로 인지 기능까지 개선한다**는 점은 밝혀졌다.

'비피더스균 MCC1274'가 들어 있는 식품은 이미 요구르트 등으로 시판되고 있으므로, 장이 약한 사람은 꼭 먹어 보길 바란다.

또 장내 환경을 개선하기 위해서는 식이 섬유를 잊지 말고 섭취해야 하며, 영양적으로 균형 잡힌 식사를 하는 것이 중요하다. 1장을 참고하여 장내 환경을 개선해 치매를 예방하자!

079

씹으면 씹을수록 치매가 예방된다

꼭꼭 씹어 먹는다

추천도 ★ ★ ★

꼭꼭 씹어서 먹으면 위가 80% 정도만 차도 만족감이 들어 폭음과 폭식을 예방할 수 있다. 건강을 위해 꼭 지켜야 하는 습관인데, 사실 치매 예방에도 효과가 있다.

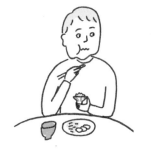

치아와 치조골 사이에는 '치근막(치주 인대)'이라 불리는 쿠션 같은 기관이 있는데, 무언가를 씹으면 치아가 치근막을 눌러 0.03mm 정도 꺼진다. 그러면 치근막 아래에 있는 혈관에 압력이 가해지면서 마치 펌프질을 하듯 혈액이 뇌로 보내어진다.

뇌의 혈류량이 증가하면 아밀로이드 베타 같은 이상 단백질이 제거되고 쉽게 쌓이지 않는다. 즉, 치매가 예방된다는 것이다.

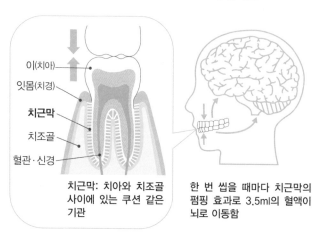

이(치아)

잇몸(치경)

치근막

치조골

혈관·신경

치근막: 치아와 치조골
사이에 있는 쿠션 같은
기관

한 번 씹을 때마다 치근막의
펌핑 효과로 3.5ml의 혈액이
뇌로 이동함

※출처: 『뇌의 노화를 막고 싶다면 치아를 지켜라』(하세가와 요시야 지음, 간키 출판)

그런데 꼭꼭 씹어 먹으려면 치아가 있어야 한다. 도호쿠대학교 대학원 연구 팀이 70세 이상의 고령자를 대상으로 실시한 조사에 따르면, **뇌가 건강한 사람의 치아 개수는 평균 14.9개임에 반해, 치매가 의심되는 사람은 9.4개밖에 없었다고** 한다. 치아 개수가 적어서 꼭꼭 씹어 먹기가 힘들기 때문인 것으로 보인다.

치매를 예방하기 위해서라도 치아 건강을 지키고, 식사할 때는 꼭꼭 씹어서 먹도록 하자.

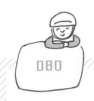

080

명상으로 치매 위험을 낮추자

마음을 차분히 가다듬는다

추천도 ★ ★ ★

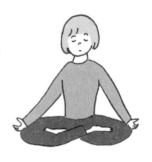

최근 마음 챙김(mindfullness)이 사람들에게 주목받고 있다. 마음 챙김이란 가치 판단을 하지 않고 지금 이 순간에 의식을 집중하는 것이다. 마음 챙김은 선(禪)이나 명상에서 온 것인데, 현재 미국에서는 의료 행위 중 하나로 취급한다.

선이나 명상이라고 하면 어렵게 생각할 수도 있지만, 그렇지도 않다.

'3분 동안 가만히 앉은 채 눈을 감고 자신의 호흡에만 의식을 집중한다.'

'걸을 때는 걸어가는 행위에만 의식을 집중한다.'

이것만으로도 훌륭한 마음 챙김이다. 호흡과 보행에 집중하면서, 머릿속에 무언가가 떠올라도 내버려두고 머리를 비워 버리는 것이 일반적인 방법이다. 마음이 진정되지 않을 때나 기분이 좋지 않을 때 시도해 보길 바란다.

캘리포니아대학교 로스앤젤레스 캠퍼스(UCLA) 연구 팀은 '마음 챙김은 나이 듦에 따라 증가하는 정신 질환과 신경 변성 질환 등 뇌 관련 질병의 위험을 줄이는 데에 효과적일 가능성이 있다'고 발표했다.

고령자의 뇌는 회백질이라는 부위에 혈액이 도달하지 못하는 병변이 보이는 경우가 많은데, 그것이 중증이 되면 치매 발병 위험이 높아진다고 한다. 하지만 UCLA의 연구는 '명상하는 습관이 있는 경우 회백질의 병변 정도가 심하지 않다는 점에서, 명상이 회백질을 보호했을 가능성이 있다'는 점을 시사하고 있다.

한편 마음 챙김이 우울증 재발 위험을 34%나 낮추었다는 논문과 수축기 혈압(최고 혈압)이 4mmHg나 낮아졌다는 연구 결과도 있다. 건강에 도움이 되는 것은 틀림이 없는 듯하다.

마음 챙김을 통해 마음을 차분히 가다듬는 시간을 가져 보는 것은 어떨까?

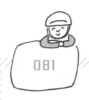

081

행동으로 옮기기만 해도 뇌는 건강해진다

흥미로운 일에 도전한다

추천도 ★★★

뇌의 전두엽은 사고와 감정, 행동, 판단
을 관장하는 부위이다. 전두엽이 제 기능
을 못하면 생각하는 것 자체가 귀찮아지
고 감정 조절이 힘들어지며 의욕이 감소
한다. 그 증거로, **알츠하이머형 치매였던**
사람의 뇌를 해부했을 때 전두엽이 위축된
것이 보였다는 사례가 있다.

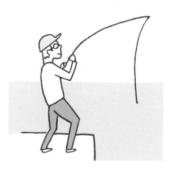

　전두엽을 활성화하는 효과적인 방법은 새로운 일에 도전하는 것이다.
단, 아무것이나 하면 안 된다. 자신이 흥미를 느끼는 것에 도전해야 한
다. 재미없는 일을 억지로 하면 뇌의 작용이 둔화되고 뇌가 위축되기 때
문이다.

아무리 흥미로운 일이라 해도 막상 시작하려고 하면 젊었을 때와 달리 금세 귀찮아질 수 있다. 어찌 보면 당연하다. 나이가 들어 무언가를 시작하려니 망설여지거나 불안할 수 있다.

하지만 그렇기 때문에 어떻게든 용기를 내어 한 발 내딛는 것 자체가 뇌에는 매우 좋은 자극이 된다. **지금까지 경험하지 못했던 일에 과감히 도전하면 전두엽이 자극을 받아 활성화될 것이다.**

중요한 점은 이런저런 생각을 하지 말고 일단 저지르는 것이다. 마음의 준비라든가 각오 같은 건 없어도 상관없다. 한번 해 봤는데 재미가 없다면, 바로 다른 것을 시작하면 그만이니까 말이다.

자신이 무엇에 흥미를 느끼는지 잘 모르겠다면 악기 연주에 도전해 보는 것은 어떨까? 피아노나 기타 같은 악기는 손가락 끝으로 연주하는데, 손끝을 사용하면 뇌 건강에 매우 도움이 된다. 악기를 연주하는 법을 배워서 자신의 생각을 음악으로 표현할 수 있게 된다면 분명 마음도 풍요로워질 것이다.

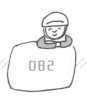

082

'꺅! 너무 좋아!' 하는 감정을 소중하게 생각하자

덕질을 한다

추천도 ★★

젊은 층에서 많이 쓰는 말들 중에는 '덕질'이 라는 표현이 있다. 자기가 열성적으로 좋아하 는 아이돌이나 배우, 애니메이션, 게임 캐릭 터 등을 응원하는 모든 활동을 말한다. 자신 이 덕질을 하는 대상의 공연을 보러 가거나, 이벤트에 참여하거나, 굿즈(관련 상품)를 구입 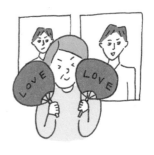 하거나, 관련 정보를 모으거나, 주변 사람에게 그 대상의 매력을 알리는 등의 활동을 하는 것이다.

나는 이 '덕질'이 중장년층의 치매 예방법으로도 효과가 있다고 생각한 다. 왜냐하면 덕질은 다람쥐 쳇바퀴 돌 듯 반복되는 일상에 신선한 경험 을 가져다주기 때문이다.

다시 말하지만, 뇌는 흥미가 있는 것과 새로운 것을 할 때 활성화된다. 어떠한 대상을 좋아해서 공연을 보러 가거나 이벤트에 참여하거나 굿즈 등을 사러 나가는 행동은 확실히 뇌 건강에 도움이 된다. **우울한 마음으로 '덕질' 하는 사람은 없을 테니까.**

또 덕질을 하면 그 대상을 응원하는 활동을 통해 팬들끼리 교류도 할 수 있다. 사람은 함께 시간을 보내며 같은 경험을 하다 보면 서로를 더 잘 이해하고 공감하므로 대화도 더 잘 된다. **만약 자신이 좋아하는 대상이 젊은 사람들에게 인기가 있다면, 나이 차가 많이 나는 친구가 생길지도 모르는 일이다.**

고독과 고립은 뇌 기능을 떨어트리는 중대한 원인이다. 이런 점에서도 덕질은 치매 예방에 효과적이라 할 수 있다.

아이돌이든 배우이든 애니메이션 캐릭터이든 상관없다. 그 대상을 좋아하는 '덕심'을 애써 감추려 하지 말고, 가족들의 반응이 어떻든 신경 쓰지 말고, 온힘을 다해 열성적으로 덕질을 하자.

참고로 내가 덕질하는 배우는 〈탑건〉 시리즈의 주연인 톰 크루즈이다.

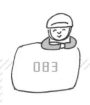

083

인터넷을 이용해 대화해 보자

소셜 네트워크 서비스를
활용한다

추천도 ★ ★

전두엽의 노화를 방지하는 효과적인 행위 중 하
나가 바로 '아웃풋(출력)'이다. 지식을 늘리는 '인
풋(입력)'에 그칠 것이 아니라, 그 지식을 누군가
에게 전달하거나 공유하는 '아웃풋'을 해야 전두
엽이 활성화된다.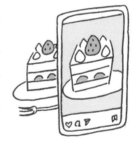

　예를 들어, 어학 공부를 할 때는 교재를 사서 독학하는 것도 물론 필요
하다. 하지만 뇌를 생각하면 모임 등에 참가해서 실제로 대화를 나누며
배우는 편이 더 효과적이다. 그때 이루어지는 대화가 바로 '아웃풋'이다.

　은퇴한 후에는 '대화'를 할 시간이 줄어들 수 있다. 그런 사람은 일부러
더 여러 모임에 나가 대화하는 편이 좋다.

　하지만 누군가와 대화할 기회가 좀처럼 없는 사람도 있을 것이다. 그런

사람은 지금부터라도 트위터(X의 옛 이름)나 페이스북, 인스타그램 같은 소셜 네트워크 서비스(SNS)를 활용해 보면 어떨까?

'SNS 같은 건 젊은 사람들이나 하는 거지'라고 생각한다면 오산이다. 지금은 후기 고령자에 해당하는 사람도 트위터에서 왕성하게 활동하고 있다. 89세인 오사키 히로코 씨는 78세 때 트위터를 시작해, 현재 팔로워 수가 15만 명이 넘는 인플루언서가 되었다. 88세인 미조이 기쿠코 씨도 10만 명이 넘는 팔로워 수를 자랑한다. 둘 다 평범한 일상이나 인생을 살면서 깨달은 자기만의 생각 등을 정기적으로 올리고 있다. 오사키 히로코 씨는 트위터와 관련해 "누구와도 대화가 가능하니 세계가 넓어졌다. 텔레비전만 보고 있었다면 분명 치매가 왔을 것이다"라고 말했다.

SNS를 이용하는 고령자는 드물기 때문에 어쩌면 오사키 씨나 미조이 씨처럼 유명해질지도 모르겠다. 현재 SNS를 하고 있지 않다면, '두뇌 훈련'이라 생각하고 한번 시작해 보는 것은 어떨까?

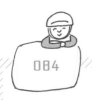

084

어린아이처럼 호기심을 갖자

나보다 어린 선생님에게 배운다

추천도 ★★

나이가 들고 경험과 지식이 하나둘씩 쌓이다 보면 점점 '고정 관념'이 생긴다. 고정 관념이 심해져 "이 건 이래야지", "그런 건 안 해"와 같은 말을 하는 일이 많아지면 점차 새로운 환경과 사물을 접할 기회가 줄어들고 만다. 그렇게 되면 우리 뇌가 자극을 받는 횟수는 줄어들 테고, 결과적으로는 뇌 기능이 떨어질 것이다.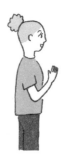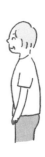

하지만 아이들은 고정 관념에 얽매이지 않기 때문에 호기심이 왕성하고 자꾸 새로운 환경과 사물에 흥미를 보인다. 뇌 건강을 유지하려면 바로 그 아이들의 방식을 배워야 한다. 60세가 넘은 후부터는 의식적으로 고정 관념을 배제하고 어린아이처럼 호기심을 갖고 행동하는 것이 중요하다.

그렇다면 '연하'를 접할 기회를 늘려 보는 것은 어떨까?

예를 들어, 패밀리 레스토랑이나 패스트푸드점처럼 젊은 사람과 함께 일할 수 있는 곳에서 아르바이트를 해 보는 것도 좋다. 일본은 지금 어디든 일손이 부족한 상태이니 일자리를 구하긴 쉬울지도 모르겠다.

아르바이트하는 곳에서 가장 연장자라 어쩔 수 없이 나이 어린 선배로부터 지도를 받게 될 텐데, 그때 자신의 사회 경험을 내세우려 하면 안 된다. 어린 선배의 지도를 겸허히 수용하고 적극적으로 일을 배워야 한다.

때로는 화가 날 때도 있을 것이다. 그럴 때도 화를 내지 말고 **사회 초년생으로 돌아갔다고 생각하자. 그러면 고정 관념으로 굳어 버린 뇌가 풀어질 것이다.** 과거에 누군가를 지도했던 입장이라면 더욱더 그렇게 해야 한다. 자신보다 어리고 가치관이 다른 세대와의 만남은 뇌에 자극을 준다.

요가나 수영, 헬스클럽 등과 같이 젊은 선생님이 있는 곳에서 강습을 받는 것도 좋다. 비슷한 세대하고만 어울리지 말고 세계를 좀 더 넓혀 나가자.

4장 · 뇌 · 정신 건강

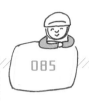

085

노화는 마음먹기에 달렸다

당당히 젊어 보이게 꾸민다

추천도 ★★★★★

예로부터 '병은 마음먹기에 달렸다'라는 말이 있는데, 노화 역시 어느 정도는 마음먹기에 달렸다.

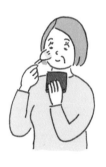

실제로 '나는 늙었다'라는 생각이 강한 사람은 그렇지 않은 사람에 비해 사망률이 41%나 높았으며, 실제 나이보다 평균 다섯 살은 더 늙어 보인다는 연구 결과가 있다.

또 자신이 실제 나이보다 늙었다고 생각하는 사람은 2~10년 이내에 병에 걸릴 확률이 10~25% 높다는 보고도 나온 바 있다.

물론 이는 '이런 사례가 있었다'라는 관찰 연구일 뿐이지, '마음을 젊게 먹는 것'과 '장수'의 상관관계를 입증한 의학적인 근거라고 볼 수는 없다.

하지만 내가 진료 현장에서 만난 사람들 중 평균 수명을 넘어서도 정정한 할머니, 할아버지의 공통점은 '마음이 젊다'는 것이었다. 마음이 젊어야 노화 속도를 늦출 수 있다는 점을 부정하는 노화 연구자는 거의 없을 것이다.

그래서 난 '젊게 꾸미는 것'을 추천한다. 나이보다 젊어 보이게 꾸미고 다니는 것을 부정적으로 바라보는 사람이 있을지도 모르겠지만, 그렇게 하면 확실히 몸과 마음이 젊어지는 효과가 있다.

하버드대학교 연구 팀이 '젊어 보이게 꾸미는 것'이 노화에 미치는 영향에 대해 조사한 결과, **헤어스타일이나 머리색을 젊어 보이게 바꾸는 것만으로도 대부분 기분과 컨디션이 좋아졌다는** 사실이 밝혀졌다. 특히 헤어스타일을 젊어 보이게 바꾼 여성들은 모두 혈압이 내려가고 몸이 편안한 상태로 이완되었다.

이 연구는 여기서 끝이 아니다. 헤어스타일을 바꾼 피험자들의 얼굴 사진을 찍어 머리카락 부분만 잘라낸 뒤 제삼자에게 매력도를 매겨 보라고 했더니, **대부분의 사람이 '전보다 외모가 젊어졌다'고** 평가한 것이다.

즉, 헤어스타일 때문에 젊어 보인 것이 아니라는 의미다. 헤어스타일을 바꿈으로써 피부나 표정까지 젊어 보이게 된 것이다.

하버드대학교는 다음과 같은 연구도 실시했다. 70~80대 남녀에게 20년 전 유행한 옷을 입고 그 시절에 나온 영화와 음악을 듣게 했더니, 일주일 만에 뇌의 정보 처리 능력이 향상되고 온몸의 염증 수치가 떨어졌으며 운동 기능이 개선되었다고 한다.

이 연구 결과는 '마음을 20년 전으로 되돌리니' 그에 호응하듯 몸까지 젊어졌다는 점을 시사한다.

부디 이 책을 읽는 독자 여러분도 당당히 '젊어 보이게 꾸미기'를 바란다. 단, 내키지도 않는데 억지로 젊어 보이게 꾸미면 역효과를 초래할 수 있다. 아무리 젊은 세대가 입는 스타일의 옷을 따라 입고 요즘 젊은이들 사이에서 유행하는 헤어스타일로 바꾼다 해도, 본인이 즐겁지 않으면 의미가 없다.

동년배나 자기보다 약간 어린 세대 중에서 세련된 패션과 헤어스타일을 한 사람을 참고하면 어떨까? 자신이 좋아하는 유명인의 패션을 참고해도 좋을 것이다. 굳이 젊은이들의 패션을 따라 하지 않더라도, 그간 소홀히 했던 '외모'와 '스타일'에 좀 더 신경을 쓰다 보면 충분히 젊게 보일 수 있다.

지금은 패션 잡지도 아주 다양하게 나오니, 관심 있는 스타일의 옷을 이것저것 찾아봐도 재미있을 것이다. 패션은 유행이 반복되니 현재 시니어 세대가 젊었을 때 유행했던 옷이 또 다시 유행하곤 한다.

'내가 입기엔 너무 화려한 것 같아'라든가 '나하고는 안 어울려'라고 생각하지 말고 과감히 젊어 보이게 꾸며 보길 바란다. 20년 전으로 돌아갔다고 마음먹으면 몸까지 20년 전으로 돌아간다는 것을 기억하며!

086

반성과 후회는 딱 1분까지만

건강 염려증을 버린다

추천도 ★★

성격과 혈관 노화 사이에는 적지 않은 관련성이 있다. 성미가 급하고 화를 잘 내는 성격인데 짜증을 내거나 계속 걱정만 하면 교감 신경의 활동이 우세해져 혈관에 부담이 가해진다.

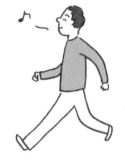

반면에 느긋하고 태평한 성격에 무슨 일이 닥쳐도 긍정적으로 사고하는 습관이 몸에 배어 있는 사람은 부교감 신경의 활동이 우세해 혈관의 노화도 억제할 수 있다.

다음의 체크리스트에서 3개 이상 해당된다면 주의할 필요가 있다.

☐ 매일 시간에 쫓기는 기분이다.

☐ 전화가 왔을 때 바로 받지 않으면 불안하다.

□ 할 수 없었던 일을 필요 이상으로 후회하면서 계속 떠올린다.

□ 사소한 일에 쉽게 화를 낸다.

□ 꼼꼼한 성격이라 완벽하게 하지 않으면 계속 마음에 걸린다.

□ 쉽게 긴장하고, 쉽게 불안을 느낀다.

□ 늘 건강 때문에 걱정이다.

마지막 항목의 경우, 특히 지병이 있는 사람은 병원의 진단 결과나 건강 검진 결과에 충격을 받아 계속 끙끙대며 걱정하기 쉽다. 그런데 그렇게 고민한다고 건강해지는 것도 아닐뿐더러 고민이 해결되지도 않는다.

'무엇이 됐든 반성과 후회는 딱 1분까지만 한다'고 정해 둔 뒤, 느긋하고 긍정적인 마음으로 건강해지는 습관을 꾸준히 실천하는 것이 중요하다.

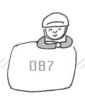

087

글로 써서 털어 내기만 해도 편해진다

걱정거리를 종이에 쓴다

추천도 ★ ★ ★

인생을 살다 보면, 혼자서 끙끙대며 걱정만 하
는 게 건강에 좋지 않다는 것을 알면서도 걱정
이 머리에서 떠나지 않을 때가 있다.

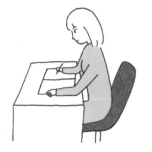

그럴 때는 부정적인 감정을 종이에 써 보자.

문장력이 없어도, 맞춤법에 어긋나도 괜찮
다. 불안이나 고민, 분노, 짜증 등과 같은 감정
을 생각나는 대로 써 보자. 전자 기기보다는 종이 노트에 직접 써 보는
것이 더 효과적이다. 손으로 직접 부정적인 감정을 쓰면, 그것만으로도
마음이 조금 편안해지고 감정 전환이 수월해질 것이다.

이처럼 불안이나 고민 등을 종이에 쓰는 방법을 심리학에서는 '표현적
글쓰기'라고 부른다. 표현적 글쓰기를 한 피험자의 경우 행복감이 높아졌

4장 · 뇌 · 정신 건강

거나 우울증이나 불안감이 개선되었거나 인지 기능이 향상되었다는 사실이 여러 연구를 통해 확인되었다.

그냥 걱정을 종이에 썼을 뿐인데, 대체 왜 뇌에 긍정적인 영향이 미치는 걸까?

부정적인 감정을 품는 건 뇌에 상시적인 부하를 주는 것이나 마찬가지다. 그러니 **뇌 안에서 하나둘씩 늘어가는 '걱정'을 종이라는 외부 공간에 털어 내라는 의미다.**

그러면 마치 '무거운 짐을 내려놓은' 듯한 느낌이 들 것이다. 또 종이에 썼기 때문에 그 걱정을 더 이상 기억할 필요가 없다고 생각하게 된다. 그 **결과 흥분 상태였던 뇌가 진정되고 감정이 평온해질 수 있는 것이다.**

워낙 걱정이 많아 긍정적으로 생각하며 사는 것이 힘들다면, 꼭 실천해 보길 바란다. 일기를 쓰듯 매일 밤 하루의 고민을 털어 내는 습관을 들여보자. 아마 마음이 편안해져 밤에 잠도 푹 잘 수 있을 것이다.

088

인생을 긍정적으로 바라보면 건강해진다

살아 있음에 감사한다

추천도 ★★★★

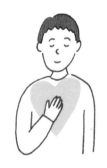

내가 사랑하는 책은 와타나베 가즈코 수녀의 힐링 에세이 『당신이 선 자리에서 꽃을 피우세요』이다. 2012년에 출간되어 베스트셀러가 된 책인데, 인생을 살아갈 때 잊지 말아야 할 중요한 메시지가 가득 담겨 있다.

나이가 들면서 내 뜻대로 되지 않는 게 점점 많아지는 것이 바로 인생이다. **와타나베 씨는 아무리 힘든 상황 속에서도 '꽃을 피우기 위한 노력'을 하라고 말한다.**

수많은 사람이 와타나베 씨의 말에 감명을 받았다. 그런데 한편으로는 '현재의 처지를 불평해서는 안 된다', '참고 노력해야 한다'라고 해석한 사람도 적지 않은 듯하다.

나는 와타나베 씨가 이 책을 통해 정말로 전하고 싶었던 것은 '현재 살아 있음에 감사하는 마음'의 중요성이 아닐까 생각한다. 꽃을 피우기 위해 아무리 노력해도 끝내 피우지 못할 때가 있다. 그럴 때는 억지로 피우려 하지 말고 오히려 땅속 깊이 뻗어 나가도록 뿌리를 내리자고, 와타나베 씨는 그렇게 말하고 있다.

나는 '지금의 자리에서 열심히 사는 것이 자신과 주위 사람들을 행복하게 하는 길이다. 그러니 인생을 긍정적으로 바라보자'라는 뜻으로 받아들였다.

지금 자신이 아무리 노력해 봤자 행복해질 수 없는 환경에 놓였다면, 행복해질 수 있는 곳으로 옮긴 후 거기서 뿌리를 내리면 되지 않을까?

'인생 100세 시대'라고 했다. 앞으로 어떤 인생이 당신을 기다리고 있을지는 아무도 모른다. 단, 몸과 마음이 모두 건강하려면 현재 살아 있음에 감사하고 인생을 긍정적으로 바라보는 것이 중요하다.

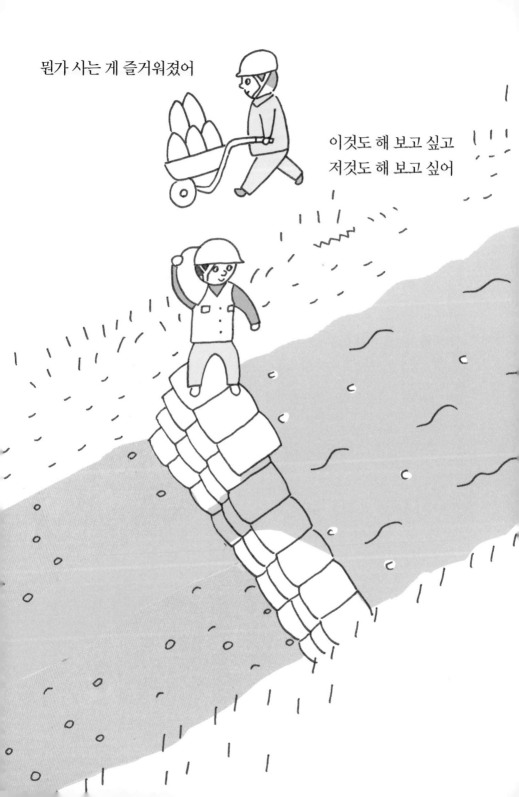

5장

•

의
료

•
•

의
료
·
기본
설명

우리의 생활 속에 파고든 의료 서비스

고도의 의료 서비스를 누릴 수 있게 된 현대인의 평균 수명은 최근 100년간 2배 가까이 늘어났다. 하지만 동시에 와병 생활을 하게 되거나 치매로 인해 건강하게 나이 들지 못하는 사람도 많아졌다.

나는 약 30년 전 의사가 된 이후로 고혈압·이상 지질 혈증·당뇨병 등과 같은 생활 습관병, 나아가서는 심근 경색과 뇌경색 등이 발병한 환자들을 수없이 봐 왔다. 그로 인해 **큰 병을 앓고 난 이후에는 건강 장수를 온전히 누리기가 매우 어렵다**는 사실을 알 수 있었다. 그 후 고령 환자들을 담당하면서 그 생각은 더욱 굳어졌다.

아무리 의학이 진보하고 '치료' 기술이 발달했다고 해도 건강하게 오래 살기 위해서는 '예방 의료'가 무엇보다 중요하다. 예방 의료는 크게 3가지로 분류할 수 있다. 질병에 걸리지 않도록 막는 것이 '1차 예방', 질병이 중증으로 발전하지 않도록 막는 것이 '2차 예방', 재활 등을 통해 기능이 회복되도록 돕는 것이 '3차 예방'이다.

4장까지는 식습관, 운동 습관, 생활 습관을 개선하거나 뇌의 인지 기능을 높이는 훈련법을 소개했고, 이는 '1차 예방'에 해당한다.

물론 1차 예방을 통해 '병원에 갈 필요가 없는 건강한 몸'을 만드는 것이 가장 이상적이겠지만, 아무리 건강에 좋은 식습관과 생활 습관을 실천하더라도 나이 들면서 우리 몸은 점점 쇠약해질 수밖에 없다. 그게 바로 현실이다. 그래서 '2차 예방'이 중요하다. 검진을 통해 질병의 싹을 조기에 발견하고, 질병이 중증으로 진행되지 않도록 적절히 치료를 받아야 한다.

'2차 예방'을 통해 건강하게 살다 떠나자

현재의 건강 검진으로는 암 검진에 의한 암 조기 발견과 고혈압·이상 지질 혈증·당뇨병 등과 같은 생활 습관병의 진단이 가능하다.

내가 속한 에히메대학교 의학부 항노화·예방의료센터에서는 좀 더 구체적인 검사를 진행한다. 건강 검진만으로는 알기 힘든 '내장 지방 측정, 대사 증후군 진단, 혈관 연령 측정(동맥 경화도 판정할 수 있다), 골밀도 검사, 뇌 검진, 호르몬 균형 검사' 등을 실시하고 있다.

이를 통해 얻은 검사 수치로 환자가 가진 질병이나 생활 습관병을 치료하거나, 더 악화되지 않도록 의학적인 조언을 해 준다.

검사 수치에 일희일비하는 것은 좋지 않으나, **혈관 연령과 뇌 연령을 알면 자신이 어떤 습관을 들여야 하는지가 보일 것이다.** 『손자병법』을 보면 "적을 알고 나를 알면 백전백승(적의 상황과 자신의 실력을 정확하게 파악하면 절대 싸움에서 질 수 없다는 뜻)"이라는 말이 나오는데, 질병도 마찬가지다. 조기에 검사를 해서 질병이라는 적을 정확하게 파악하면 효과적인 예방도 가능하다.

검사나 치료에 대한 판단은 '스스로' 내려야 한다

단, 의사가 하는 말을 그대로 받아들이기만 해서는 안 된다.

특히 60대 이상이 되면 검사를 해야 할지, 치료를 해야 할지, 약을 먹어야 할지 스스로 판단하는 습관을 들여야 한다.

모든 의사가 노인 건강 전문가인 것은 아니다. 안타깝지만 고령자에게 청장년층과 똑같은 양의 약을 처방하는 과잉 투약을 저질러 **수명을 단축시키는 의료 행위를 하는 의사들이 존재한다는 것은 부정할 수 없는 사실**이기 때문이다.

5장에서는 고령이 되었을 때 어떻게 하면 현명하게 의료 서비스를 이용하고, 똑똑하게 의사의 상담을 받을 수 있는지 그 방법을 알려 주고자 한다.

현명하고 똑똑하게 의료 서비스를 이용해 행복한 말년을 보내자.

노화의 진행 정도를 파악하자

항노화 검진을 받는다

추천도 ★ ★ ★

우리 센터에서 진행하는 항노화 검진 프로
그램에는 다음과 같은 검사 항목이 들어가
있는데, 다각적인 검사를 통해 '노화의 진
행 정도'를 파악할 수 있어 유용하다. 의료
기관에서도 받을 수 있는 검사들이니 한 번
쯤 고려해 보길 바란다.

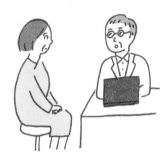

1. 고차 뇌 기능

• MRI 및 자기 공명 혈관 조영술(MRA): 뇌의 단층 영상을 통해 뇌혈관이 막힌
  정도 등을 평가한다.

• 인지 기능 테스트: 최신 프로그램과 문진을 통해 치매 정도를 평가한다.

2. 내장 비만

- 내장 지방량 검사: CT로 찍은 복부 단층 영상과 내장 지방 계로 내장 지방량을 정확히 평가한다.

3. 혈관 연령(동맥 경화도)

- 맥파 전달 속도 측정: 혈압을 측정하는 방법으로 동맥이 딱딱해 진 정도와 막힌 정도를 평가한다.
- 경동맥 초음파 검사: 초음파로 경동맥을 보며 동맥이 두꺼워진 정도를 평가한다.

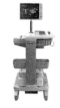

4. 골밀도

- 골밀도 검사: 초음파를 사용해 발뒤꿈치의 골밀도를 평가한다.

5. 호르몬 균형 검사

- 고령자에게 중요한 갑상선 자극 호르몬, 당 대사에 관여하는 인슐린, 심부전 과 관련이 깊은 뇌성나트륨이뇨펩타이드(BNP) 등을 측정한다.

6. 스트레스

- 정신적 스트레스 정도를 몇 가지 심리 테스트를 통해 종합적으로 검사한다.

7. 혈압

• 안정 시 혈압, 서 있을 때와 식사한 후의 혈압 변화를 평가한다.

8. 중심 동요 검사

• 한 발 서기 검사와 중심 동요계를 사용한 검사를 통해 균형력을 측정한다.

9. 폐 연령

• 폐활량계로 폐기량 분획 측정과 노력성 폐활량 측정을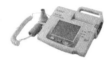
실시하여 폐 나이를 평가한다.

10. 최종당화산물 측정

• 체내에 축적된 최종당화산물(AGEs)을 측정하여 노화로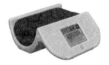
이어지는 당화 연령을 판정한다.

11. 생활 습관 평가 및 혈액 검사

• 생활 습관 전반에 관한 문진을 통해, 일상생활 속에서의 항노화 방법을 평가
한다. 콜레스테롤이나 혈당치 등 생활 습관병에 관한 검사를 실시한다.

12. 전문의 상담

• 각종 검사 결과를 설명하고, 항노화에 관해 의학적으로 조언한다.

090

날씬해도 방심은 금물!

대사 증후군 검사를 받는다

추천도 ★★★

'대사 증후군'이라고 하면 어떤 이미지가 가
장 먼저 떠오르는가? 아마 살집이 있고 배
가 불룩 나온 사람을 떠올리기 쉬운데, 사실
뚱뚱하다고 해서 무조건 의학적인 의미에서
의 대사 증후군에 해당한다고 볼 수는 없다.

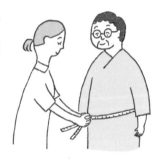

　예를 들어, 스모 선수 중 대부분은 대사
증후군이 아니다. 왜냐하면 대부분 대사 증후군의 필수 조건인 '내장 지
방'은 적고 '피하 지방'이 많을 뿐이기 때문이다.

　대사 증후군 진단은 손가락으로 꼬집듯 잡았을 때 잡히는 복부 주변의
'피하 지방량'이 아니라, 배 속에 있어서 외부에선 알 수 없는 '내장 지방
량'을 기준으로 내려진다. 겉으로 보기에 날씬해 보여도 '대사 증후군'일

가능성이 있다는 것이다.

CT로 찍었을 때 내장 지방이 100cm²이상이며, 여기에 '공복 시 혈당 110mg/dL 이상', '공복 시 혈중 중성 지방 150mg/dL 이상 혹은 HDL 콜레스테롤 40mg 미만', '최고 혈압 130mmHg 이상 또는 최저 혈압 85mmHg 이상'의 3가지 항목 중 2가지 이상이 해당되면 대사 증후군이라 진단을 내릴 수 있다.

앞서 '메타볼릭 도미노'에서 설명했듯이, 대사 증후군은 생활 습관병을 악화시키고 뇌졸중이나 심근 경색을 유발하는 원인이 된다.

일본에서는 2008년부터 40~74세를 대상으로 대사 증후군 검진을 실시하고 있는데, 2019년도 실시율은 55.6%에 머물고 있다.

항노화 전문의로서는 매우 안타깝다. 날씬하니까 괜찮을 것이라고 방심하지 말고, 1년에 한 번은 대사 증후군 검사를 받아 보길 바란다.

사람은 혈관과 함께 늙는다

혈관 연령을 측정한다

추천도 ★ ★ ★ ★

혈관의 나이는 굳이 항노화 검진을 받지 않더
라도 전국에 있는 대부분의 병원에서 측정해
볼 수 있다. 병원에서는 '맥파 전달 속도'를 측
정해 검사한다. 맥파 전달 속도란 심장이 수
축되면서 발생한 맥파(동맥의 내압 변화가 파
동처럼 전달되는 것)가 신체의 말초 부분까지
전달되는 속도를 말한다.

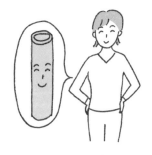

 속도가 빠르면 혈관이 딱딱하게 굳은 것(혈관 연령이 높음)을, 속도가
느리면 혈관이 부드러운 것(혈관 연령이 낮음)을 의미한다.

 최근에는 상완(어깨부터 팔꿈치까지의 부위)과 복사뼈에 센서를 부착해
측정하는 방법이 개발되어 검사가 한결 간편해졌다.

맥파 전달 속도가 **빠르면 뇌졸중이나 심근 경색이 발병하기 쉽다**고 한다. 따라서 혈관 연령을 파악하기 위한 최적의 검사라고 할 수 있다.

또 '경동맥 초음파 검사'도 혈관 상태를 파악하는 데 효과적이다. 경동맥은 내막, 중막, 외막의 3층 구조로 되어 있는데, 초음파를 사용하는 경동맥 초음파 검사에서는 내막과 중막을 합친 두께를 측정할 수 있다.

이 두께가 1.1mm를 넘으면 플라크라고 판단한다. **경동맥에 플라크가 많이 보인다면 '몸 전체에 동맥 경화가 진행'된 상태일 수 있다.** 심장과 뇌의 혈관에 협착이 일어나기 시작했을 가능성이 있으므로 정밀 검사를 받을 필요가 있다. 또 경동맥에 뚜렷한 협착이 관찰된 경우에는 나중에 뇌경색을 유발할 수 있으므로 수술도 검토해야 한다.

이처럼 요즘에는 혈관 연령을 측정할 수가 있다. 자신의 혈관 나이를 알면 건강을 유지하는 데 도움이 될 것이다.

숨은 뇌출혈·뇌경색을 발견한다

뇌 검진을 받는다

추천도 ★★★★

요즘은 대부분의 병원에서 뇌 MRI 검사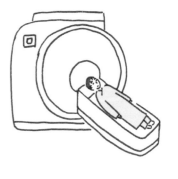
가 가능하다. 뇌 검진을 통해 건강할 때
부터 MRI 검사를 받을 수 있는 시대가 된
것이다.

　뇌 검진으로는 자각 증상이 없는 통칭
'숨은 뇌출혈(무증상 미세 뇌출혈)'과 '숨은
뇌경색(무증상 열공성 뇌경색)' 등을 발견할 수 있다.

　나에게 뇌 검진을 받은 사람들의 데이터를 분석해 본 결과, 약 5%에게
서 '**숨은 뇌출혈**'이, 약 9%에게서 '**숨은 뇌경색**'이 발견되었다. 숨은 뇌출혈
은 뇌의 미세 혈관이 파열되어 발생하고, 숨은 뇌경색은 뇌의 미세 혈관
이 막혀서 발생한다.

또 뇌 검진을 통해 아직 파열되지 않은 뇌동맥류를 발견할 수도 있다. 미파열 뇌동맥류는 인구의 2~5%에서 관찰되며, 빈도는 연령이 증가함에 따라 잦아져 70세 이상이 되면 10% 전후에 달한다. 미파열 뇌동맥류 환자는 지주막하 출혈의 발병 위험이 2.8배 높다는 보고도 있다.

뇌 검진 등으로 조기에 발견할 수만 있으면 카테터 등을 사용해 예방적 수술을 하는 것도 가능한데, 수술을 하지 않을 것이라면 동맥류를 파열시킬 우려가 있는 위험 인자를 줄여야 한다.

이러한 뇌혈관 질환의 공통적인 주요 위험 인자는 '흡연'과 '과음'이며, 여기에 '혈압 관리'도 매우 중요하다. 200명의 미파열 뇌동맥류 환자의 경과를 2년간 관찰한 결과, '외래 진료를 올 때마다 잰 수축기 혈압의 변동폭이 큰 경우, 뇌동맥류가 커질 위험이 있다'는 결론을 얻을 수 있었다. 지주막하 출혈을 예방하려면 '안정적인 혈압 유지'가 중요한 것이다.

뇌혈관에 이상이 없는지, 뇌 검진을 통해 미리미리 검사하길 바란다.

093

내용을 살펴보고 스스로 판단하자

암 검진을 받는다

추천도 ★★

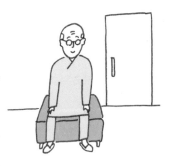

현재 일본 정부가 권장하는 암 검진은 '위암, 대장암, 폐암, 유방암, 자궁경부암, 이렇게 5가지다(한국의 국가 암 검진의 경우 '위암, 대장암, 간암, 유방암, 자궁 경부암, 폐암' 등 6가지—편집자 주). 중요한 것은 **'초기 암은 검진으로 발견되지 않는 경우도 있다'**는 사실이다.

따라서 암 검진에서 문제가 없다고 안심해서는 안 된다. 이 책에서 소개하는 식습관, 운동 습관, 생활 습관을 열심히 실천하여 암 발병 위험을 줄이는 것이 중요하다.

암 검진 중에서도 암 발병 예방을 기대할 수 있을 만한 검사는 위암을

5장 · 의료

· 암 검진의 종류 ·

암 검진 종류	검진 방법	대상 연령	검진 간격
위암 검진	문진, 위 엑스레이 촬영 또는 위내시경 검진	50세 이상 ※위 엑스레이 촬영은 40세 이상을 대상으로 실시 가능	2년에 1회 ※위 엑스레이 촬영은 매년 실시 가능
대장암 검진	문진, 분변잠혈검사	40세 이상	매년
폐암 검진	질문(문진), 흉부 엑스레이 촬영, 객담 세포진 검사(대상 해당자)		
유방암 검진	문진 및 유방 엑스레이(맘모그래피) 촬영 ※시진과 촉진은 권장하지 않음		2년에 1회
자궁 경부암 검진	문진, 시진, 세포진, 내진 필요에 따라 질 확대경 검사 실시	20세 이상	

일으키는 헬리코박터 파일로리균이 있는지 보는 '헬리코박터균 검사'다. 위암의 원인 중 대부분은 '헬리코박터균'이란 세균이다. 헬리코박터균은 위에 염증을 일으키거나 병원성 단백질을 위에 주입시키는데, 그것이 위암으로 이어지는 것이다.

헬리코박터균은 깨끗하지 못한 물과 환경, 부모가 입에 넣었던 음식을 자녀에게 먹이는 행동 등을 통해 감염된다고 한다. 현재는 상하수도의 위생 환경이 개선되어 젊은 세대에서는 감염률이 낮은데, 40대에서는 5명 중 1명, 60대에서는 2명 중 1명이 감염되었다고 한다.

헬리코박터균에 감염된 사실이 밝혀지면 그 균을 제거하는 것도 가능하다. 아시아인을 대상으로 한 연구에서 '헬리코박터균을 제거하면 위암 발병 위험이 감소한다'는 결과가 나왔기 때문이다. 참고로 일본에 서식하는 '동아시아형' 헬리코박터균은 서양형 헬리코박터균보다 위암을 유발할 위험성이 더 크다고 한다. 만약 걱정이 된다면 헬리코박터균 검사를 받아 보자. 다만 헬리코박터균을 제거했다고 해서 위암에 걸리지 않는다는 보장은 없으니, 그 점은 유의하길 바란다.

또 '간암'도 검진으로 어느 정도 예방이 가능하다. 간암 검진은 따로 없고 '간염 바이러스 검진'이 있는데, 이 검진이 사실상 '간암 검진'이다.

왜냐하면 일본인의 경우, 간암 중 90%가 간염 바이러스(B형, C형)로 인한 것이기 때문이다. 간염 바이러스는 간에 염증을 일으키는데, 그것이 반복되면 간에 섬유화가 진행되어 간경변으로 발전한다. 그것이 그대로 간암으로 이어지는 경우가 많다. 간염 바이러스에 감염되어도 약 10~20년은 아무런 증상이 없기 때문에, 감염되었는지 여부를 확인하려면 '간염 바이러스 검사'를 받아야 한다.

간염 치료법은 매우 발달되었으니 혹시 양성이더라도 너무 걱정할 필요는 없다. C형 간염 같은 경우는 먹는 약만으로도 치료가 가능하다. 간암을 예방하는 검진 방법으로는 '간염 바이러스 검사'가 효과적일 듯하다.

그 외의 암 검진은 내용을 자세히 살펴보고 꼭 필요한 것인지 아닌지 스스로 판단해야 한다.

검진을 받았다고 해서 건강해지는 것은 아니다. 거듭 말하지만, 건강해지기 위해서는 무엇보다 식습관, 운동 습관, 생활 습관을 개선해야 한다. 그것은 암을 비롯한 모든 질병에 해당되는 절대 불변의 진리다.

094

치주 질환을 예방하자
정기적으로 치아 검진을 받는다

추천도 ★★

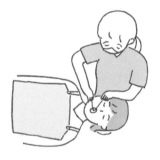

습관 61에서 소개했듯이, 치주 질환을 예방
하고 치료하는 것이 곧 동맥 경화를 예방해
혈관을 젊게 되돌리는 길이다. 그래서 양치
질을 비롯한 치아 관리는 '노화 예방'이라는
관점에서도 매우 중요하다.

　세계적인 구강 관리 전문 기업인 선스타 그
룹은 2021년에 치아 개수가 부족해 씹는 능력이 떨어지면 전신에 들어가
는 의료비가 크게 상승한다는 연구 결과를 발표했다. 다시 말해, 치아 건
강을 유지하는 것이 결과적으로 의료비를 줄일 수 있는 길이라는 사실이
밝혀진 것이다.

　이와 같은 연구 결과를 바탕으로, 2022년 6월 일본 정부는 「경제 재정

운영과 개혁의 기본 방침」에서 처음으로 '전 국민 치과 검진' 도입을 검토했다. 2025년 도입이 목표이다.

지금까지 치과 검진은 18개월과 3세, 유치원생과 아동을 대상으로 이루어졌는데, 「경제 재정 운영과 개혁의 기본 방침」을 보면 '전 생애에 걸쳐 치과 검진을 강화해야 한다'고 되어 있다.

나도 이 방침에 찬성하는 입장이다. 과거 1년 동안 치과 검진을 받은 사람의 비율은 52.9%에 불과하며, 40세 이상을 대상으로 한 치주 질환 검진율은 5%밖에 되지 않는다. '전 국민 치과 검진'이 도입된다면, 치주 질환을 예방하고 치료하는 사람이 많아질 것이다. 그러면 정부가 바라는 '의료비 감축'은 물론이고 많은 사람이 건강하게 장수를 누리는 데도 도움이 되지 않을까?

그렇다고 2025년까지 마냥 손 놓고 기다리진 말고, 지금부터라도 정기적으로 치과를 찾아 치주 질환이 발병하거나 진행되지 않도록 주의를 기울이자.

095

접종할 자유와 집종하지 않을 자유

백신은 맞고 싶을 때 맞는다

추천도 ★★

정부는 코로나19 감염증과 관련하여 백신 접종을 권고하고 있다. 물론 '접종을 원치 않는 사람에게는 접종을 강제하지 않는다'고 했지만, 감염 확산이 심각했을 때는 꽤 많은 사람이 '무조건 맞아야 한다'는 보이지 않는 압박을 느꼈을 것이다.

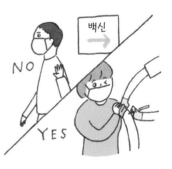

코로나19 백신은 '발병 예방 효과'와 '중증화 예방 효과' 등의 장점이 있다고 하는데, 동시에 부작용 등 단점도 있다. 나는 백신 접종의 경우, 장단점을 잘 따져 보고 자신의 건강 상태에 맞춰서 국민 개개인이 스스로 판단하도록 하는 것이 바람직하다고 생각한다.

'백신을 맞지 않겠다'는 선택 역시 당연하게 받아들여져야 한다는 것이다. 회사나 학교에서는 접종을 하지 않았다는 이유로 차별을 받거나 따돌림을 당하는 사례도 있었다고 하는데, 이는 '접종하지 않을 자유'가 침해된 것이다.

코로나19에 감염되어 중증으로 발전한 사람들을 보면 대부분 생활 습관병 등과 같은 기저 질환이 있어 통원을 하거나 입원한 사람, 그리고 고령자다. **면역력이 현저히 떨어진 사람은 바이러스에 감염될 경우 중증으로 발전하거나 사망할 위험이 있으므로 백신을 맞는 편이 좋을 수도 있다.**

반면, 면역력이 정상적으로 기능하는 대부분의 사람은 감염이 되더라도 무증상이나 경증으로 끝난다. 이는 코로나19뿐 아니라 모든 감염증이 마찬가지다.

즉, 면역력을 높이는 것이 바로 최고의 감염증 예방 대책이다. 백신은 어디까지나 하나의 수단에 불과하지 유일무이한 대책은 아니라는 점을 기억하자.

096

건강을 좀먹는 폴리파머시

약은 최대
다섯 종류까지만 먹는다

추천도 ★★★★★

혹시 지금 몇 가지 종류의 약을 먹고 있는
가? 만약 6가지 이상을 먹고 있다면, 5가
지 이내로 줄이는 것을 추천한다.

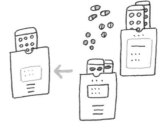

도쿄대병원 노년병과에서 환자 2,412명
의 자료를 검토한 결과, 내복약이 많을수
록 부작용이 나타나는 비율이 높고, 특히 내복약이 6가지 이상이면 부작용
이 급격히 증가한다는 사실을 알아냈다. 이렇게 6가지 이상의 약을 먹는
것을 '폴리파머시(다약제 복용)'라고 한다.

2016년 일본 후생노동성의 통계 자료에 의하면, 약 처방을 받은 75세
이상의 환자 중 약 4분의 1이 6가지 종류 이상의 약을 처방 받았다고 한다.

혹시 약을 다량 먹기 시작한 후로 '비틀거림, 기억 장애, 우울감, 식욕

감소, 변비, 배뇨 장애' 등의 증상이 나타났다면 약을 너무 많이 먹었기 때문일 수 있으므로 주의하자.

그렇다면 대체 왜 폴리파머시와 같은 상황이 발생하는 것일까? 이는 여러 병원에서 진료를 받을 경우 이중 처방(약효가 거의 동일한 약을 다른 의료 기관에서 중복해서 처방 받음)이 이루어질 수 있기 때문이다.

폴리파머시와 이중 처방을 피하기 위해서 의료 관계자들은 '복약 수첩' 등을 이용해 세심한 주의를 기울이고 있다. 하지만 본인의 몸은 결국 본인이 지킬 수밖에 없다.

자신에게 어떠한 증상이 있고, 어떤 치료를 받고 있는지, 치료를 위해 어떤 약을 먹고 있는지 의사에게 확인하자. 다른 과에서 진료를 받았을 때는 현재 자신이 받은 진료와 먹고 있는 약의 종류를 말해 주고, 약을 줄일 수 있는지 물어보는 적극적인 자세가 필요하다.

물론 약을 줄이지 않는 편이 좋은 경우도 있다. 하지만 건강을 위해 먹는 약이 오히려 몸을 해친다면 이는 앞뒤가 바뀐 것이 아닐까? 약을 너무 많이 먹고 있지는 않은지 확인해 보자.

097

마음이 편해지는 의사를 선택하자

마음에 안 드는 의사는 피한다

추천도 ★★★★★

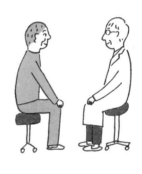

60세가 넘으면 아무리 건강에 신경을 쓰더라도 병원에 가야 할 일이 자꾸만 생기기 마련이다. 대부분의 환자는 의사와 상담을 하면서 불안감을 해소하고 싶어 한다. 하지만 자신이 원하는 그런 주치의를 만나지 못해 불만인 경우도 있다.

과거에는 의료가 '강자의 위치에 있는 의사가 약자의 위치에 있는 환자에게 베푸는 일종의 시혜'였다. 의사의 견해와 치료는 절대적이며, 거기에 환자의 감정이 개입할 여지는 없었다. 그야말로 '의느님'이라 불릴 정도의 권위를 가진 시대였다. 지금은 그 정도로 권위적인 의사는 많이 줄었지만, '잘난 척하는 거만한 의사'는 여전히 존재한다.

환자의 이야기는 들으려 하지 않고 자신의 치료 방식대로 밀어붙이는 의사한테는 갈 필요가 없다. 돈을 지불하는 것은 환자이니, 의사와 병원도 환자 마음대로 바꿀 수 있다. 의사가 환자 앞에서 필요 이상으로 거만하게 굴 이유가 하나도 없다는 뜻이다.

세월이 흘러 지금은 '과학적 근거에 기초한 의료'가 주류가 되었다. 의학적 근거를 바탕으로 대다수 환자에게 적용할 수 있는 치료 가이드라인이 만들어지고, 그에 따라 치료가 이루어지고 있다. 경험이나 전문성 유무에 상관없이 대부분의 의사가 표준적인 의료 서비스를 제공하는데, 한편으로는 '이론에만 강한 의사'가 늘어난 점도 부정할 수는 없다.

예를 들어, 몸이 좀 안 좋다고 아무리 말해도 "검사상 수치는 정상입니다. 아무런 문제가 없습니다"라든가, "이 약이 잘 들으니 꼭 먹어야 합니다" 등의 말을 하며 환자의 이야기는 귓등으로도 듣지 않는 의사가 있다면, 그런 의사에게는 가지 않는 게 좋겠다.

왜냐하면 눈앞에 앉아 있는 환자의 몸 상태와 기분을 전혀 배려하지 못하기 때문이다. 의학적 근거란 어디까지나 통계학적으로 효과를 기대할 수 있음을 보여 주는 것에 불과하다. 모든 사람에게 100% 효과가 있는 치료법이나 약은 이 세상에 존재하지 않는다.

고령이 되면 신체 기능의 개인차가 점점 커지므로, 같은 약을 먹더라도 괜찮은 사람이 있고 부작용이 심한 사람이 있다. 환자는 로봇이 아니라 인간이다. 로봇이라면 매뉴얼대로 고치면 되지만, 인간은 그렇지 않다.

앞으로는 '환자의 다양한 가치관을 반영하는 의료'에 대한 수요가 높아지리라 생각한다. 환자의 개성을 파악하고, 경우에 따라서는 인생관까지 투영하는 '맞춤형 의료' 말이다. 의사 개개인의 '인간성을 살린 의료'라고도 할 수 있겠다.

의사는 치료 방침을 친절하게 충분히 설명해 주는 능력과 함께, 환자의 '생각'과 '바람'이 무엇인지 유심히 들어 주는 소통 능력을 갖추어야 할 것이다. 나도 이 부분을 신경 써야겠다는 생각을 하고 있다.

그렇다면 그런 의사는 어떻게 해야 만날 수 있을까?

입소문이나 인터넷 등을 통해 정보를 얻을 수도 있겠지만, 가장 효과적인 방법은 '만남'이다. 만날 때마다 피곤해지거나, 기분이 나빠지거나, 환자가 오히려 더 배려해야 하는 의사는 피하자.

아픈 환자에게는 의사가 매우 중요한 존재이기 때문에, 어떤 의사를 만나느냐에 따라 환자는 큰 영향을 받는다. 치료에 지장이 있을까 봐 의사가 마음에 안 들어도 참고 계속 진료를 받다 보면, 자율 신경의 균형이 깨지고 혈관이 점점 노화되어 수명까지 단축되고 만다. 혈압 등의 수치가 실제보다 안 좋게 나오는 경우도 있다. 몸이 안 좋다는 것을 느끼면서도 '그 의사한텐 가기 싫다'는 생각 때문에 병원 찾기를 주저하여 병이 더 악화될 수도 있다.

무엇보다 '내 기분'을 최우선으로 두자! 만났을 때 기분이 좋아지거나, 말하기 편하거나, 몸이 좋아진 것 같은 기분이 드는 의사를 선택하는 것이다. 좋아하는 의사를 만나면 마음이 평온하게 안정되고 혈관도 젊어지니, 그것이야말로 건강 장수로 가는 지름길이 아닐까 싶다. 진정한 명의는 그런 의사일 것이다.

당신이 사는 지역에도 당신에게 맞는 의사가 분명 있을 것이다. 지금 만나고 있는 의사에게 불만이 있다면, 새로운 만남을 모색해 봐도 좋지 않을까?

098

고령사의 수술은 위험성이 크다

70세가 넘으면
수술을 받지 않는다

추천도 ★ ★ ★

만약 본인이 60세 이후 암에 걸린다면 수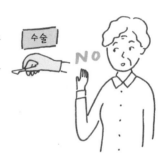
술이나 항암 치료를 하겠는가? 현재 일본
인 2명 중 1명이 암에 걸리고, 3명 중 1명
이 암으로 사망한다고 한다. 암은 사람들의
건강을 좌우하는 중대한 질병이다.

　나는 60대까지는 수술이나 항암 치료를 받아도 괜찮다고 생각한다. 수
술이나 항암 치료가 몸에 무리를 주어 노화를 촉진하긴 해도 치료적 효과
가 있어 암을 극복할 가능성을 열어 준다는 장점이 있기 때문이다.

　하지만 70세가 넘으면 치료를 그다지 권하고 싶지 않다. 수술이나 항
암 치료를 받고 난 뒤 그 전까지 건강했던 사람이 단숨에 비실비실한 노인
이 되어 버리는 모습을 수없이 봐 왔기 때문이다. 치료 자체는 효과가 있

었을지 몰라도, 몸이 약해져 면역력이 떨어지므로 부작용이나 다른 질병으로 인해 사망할 위험성이 높아진다.

다시 말해, 70세 이후에 수술이나 항암 치료를 받아야 하는 경우라면 다음의 두 가지 중 하나를 선택해야 한다.

- 몸이 쇠약해져도 상관없으니 수술이나 항암 치료를 받고 조금이라도 더 오래 살겠다.
- 몇 년 더 빨리 죽는다 해도, 수술이나 항암 치료를 받지 않고 건강한 상태를 가능한 한 오래 유지하다 가겠다.

아니, 이것은 70세 이상뿐 아니라 모든 세대에 해당되는 것일지도 모른다. 안타깝지만 암 수술이나 항암 치료로 '100% 좋아진다'는 보장이 없기 때문이다. 치료 결과 부작용으로 고통 받다 죽는 사람도 있다. 한편, 치료를 받지 않고 생각보다 오래 사는 사람이 있는가 하면 단기간에 사망에 이르는 사람도 있다.

무엇이 옳은 선택인지 정답이 없다는 것이 현대 암 치료의 현실이다. 그렇기 때문에 특히 60세 이후부터는 암에 걸렸을 때 치료를 받을지 말지, 인생의 마지막을 어떻게 보내고 싶은지, 막상 그 상황이 닥쳤을 때 당황하지 않도록 미리 정해 두는 것이 좋겠다.

가능한 한 수술을 하지 않는 편이 좋다는 것은 비단 암에 국한된 이야기가 아니다. 70세 이후부터는 급성 질환으로 긴급 수술을 요하는 경우 외엔 가능한 한 수술을 하지 않고 치료하는 방법을 찾는 것이 좋다.

거듭 말하지만, 수술은 고령자에게 상상 이상으로 몸에 큰 부담을 준다. 그 전까지 건강했던 사람이 입원해 수술을 받은 뒤 그길로 침대에서 일어나지 못하고 와병 생활을 해야 하는 경우도 드물지 않다.

물론 고령자라고 해서 무조건 수술을 받지 않는 게 좋다는 것은 아니다. 가령 대동맥 판막 협착증의 경우, 카테터를 이용해 대동맥 판막을 치환하는 TAVI 시술은 80세 이상의 환자에게도 효과를 보일 때가 있다.

대동맥 판막 협착증이란 심장과 대동맥 사이에 위치한 판막(대동맥 판막)이 좁아져서 전신으로 혈액을 내보내기가 힘들어지는 상태를 말한다. 다양한 원인으로 인해 발생할 수 있는데, 최근에는 동맥 경화가 원인인 경우가 증가하고 있다.

대동맥 판막 협착증은 경증일 경우 무증상일 때가 많으므로, 다른 질병을 검사하다가 발견되거나 중증으로 진행된 후 발견되는 사례가 많다. 중증으로 진행되면 협심증(가슴 통증), 심부전 증상(호흡 곤란), 실신 등이 나타나며, 치료를 받지 않으면 돌연사할 위험성이 있다. 그러니 아무리 고령이라도 수술을 할 필요가 있다.

이처럼 질병의 종류에 따라 수술을 받는 편이 더 좋은 경우도 있다. 수술 여부는 주치의와 면밀히 상담한 뒤, 본인이 생각했을 때 수술을 받는 것이 좋겠다는 생각이 들면 그때 받도록 하자.

099

완화 케어와 임종 케어의 차이

완화 케어로 통증을 줄인다

추천도 ★ ★ ★

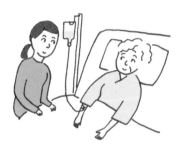

한 연예인이 설암 투병 중이라는 사실을
밝히면서 "원래는 암이란 사실을 공표하
지 않고 수술을 받지 않는 '완화 케어'로
남은 시간을 보내려고 했다"고 말한 적이
있다. 그런데 그녀는 암 절제 수술을 받았
고, 현재 건강하게 생활하고 있다고 한다.

아마 이 연예인은 '완화 케어'라는 용어를 '임종 케어(말기 간호)'와 같은
의미로 생각하고 쓴 듯하다. 오해가 없도록 두 용어의 차이를 먼저 살펴
보자.

WHO의 정의에 따르면, 완화 케어란 '질병의 단계가 중증인지 경증인
지와는 상관없이 생명을 위협하는 질환을 앓고 있는 환자와 그 가족에 대

해 통증 및 기타 신체적 문제, 심리·사회적 문제, 정신적·종교적 문제를 조기에 발견해 적확한 평가와 대처(치료·처치)를 함으로써 고통을 예방하고 완화하여 삶의 질을 개선하는 행위'를 의미한다.

암 치료의 경우, '암 치료는 부작용이 나타날 수밖에 없으므로 어느 정도의 고통은 참으면서 치료를 받는다'가 아니라 완화 케어를 병행함으로써 **'암 치료에 수반되는 환자의 추가적인 고통에 적절한 처치를 함으로써 체력을 유지하고 정신적인 여유를 주어 암 치료에 적극적으로 임하도록 해 치료 효과를 높인다'**를 목표로 삼는다.

즉, 암 치료가 가능한지 불가능한지, 초기인지 말기인지와는 관계없이 약의 부작용으로 나타나는 고통을 완화시켜 주는 행위가 완화 케어다.

앞서 예로 든 연예인은 '완화 케어=비(非)수술'이라 생각하고 있는 듯한데, 이 둘은 엄연히 별개다. 하지만 그 연예인뿐만 아니라 완화 케어에 대해 정확히 아는 사람은 그리 많지 않다.

완화 케어를 '여생이 얼마 남지 않았을 때 하는 것', '치료를 포기하는 것'이라 알고 있는 사람이 많다. 그래서 의사가 완화 케어를 권하면 "아직 내 상태가 그 정도는 아니야!", "치료를 포기할 순 없어!"라며 완강히 거부하는 환자와 가족도 있다고 한다.

이는 '완화 케어'를 '임종 케어(말기 간호)'와 혼동하기 때문이다.

임종 케어란 '인생의 마지막 단계인 죽음을 맞이할 때, 고통과 기타 신체적 증상을 완화시켜 줄 뿐 아니라 환자의 심리적·정신적 요구를 온전히 수용해 환자를 돕고 환자의 삶의 질을 유지·향상시키는 의료 행위'를 의미한다.

완화 케어와 비슷한 부분이 있지만, 임종 케어는 중증 질환이 심각하게 진행되어 더 이상 회복이 불가능하다고 판단될 때 행하는 것이다. 치료 효과를 높이기 위한 완화 케어와는 비슷한 듯하면서도 다르다고 할 수 있다.

그렇다면 **암 환자와 환자 가족이 완화 케어에 가장 기대하는 것은 무엇일까?** 에히메현에서 실시한 설문 조사에 따르면, **"지금의 고통과 아픔을 없애 드릴게요"라는 주치의의 한마디**라고 한다. 이 한마디가 다른 어떤 것보다도 간절할 만큼, 암 환자들은 극심한 고통과 아픔을 견디며 치료를 받고 있다.

만약 언젠가 의사가 당신이나 당신 가족에게 '완화 케어'를 권한다면 거부하지 말고 오히려 적극적으로 받길 바란다. 요즘은 항암 치료와 동시에 완화 케어를 시작하는 병원도 많다.

고통과 아픔을 없애 주는 것은 결과적으로 체력 유지와 질병으로부터의 회복에 도움이 된다. 아무리 오래 산다 해도 극심한 고통 속에 살아야 한다면 인간은 절대 행복할 수 없다. 완화 케어를 적절히 이용해 행복한 말년을 보내길 바란다.

100

질병과 함께 행복해진다는 발상

아파도 즐거운 인생을 산다

추천도 ★★★★

마지막으로 내가 노인 의료에 종사하면서 핵심 키
워드로 삼고 있는 '옵티멀 에이징(optimal aging)'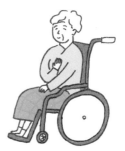
에 대해 소개하고자 한다.

일본에서는 안티에이징(anti-aging)을 '나이에
저항한다'고 번역한다. 사람이 나이를 먹는 건 너
무도 당연한 일인데 그 당연한 흐름에 '저항한다'
는, 참으로 허무맹랑한 표현이 아닐 수 없다.

반면에 '옵티멀(optimal)'은 '최적의', '최선의'라는 뜻으로 번역되므로,
옵티멀 에이징은 '나에게 가장 잘 맞는 최적의 나이로 늙는 것'이라는 의
미가 된다.

지금까지의 의학은 '질병에 걸리면 치료한다' 또는 '질병에 걸리지 않으

면 치료하지 않는다'라는 두 가지 선택뿐이었고, 그것이 대전제였다.

하지만 옵티멀 에이징에는 '질병에 걸리더라도 무리해서 치료하려 들 필요는 없다. 그 사람이 만족할 수 있는 인생을 살 수 있다면 그것으로 충분하지 않은가?'라는 생각이 담겨 있다.

질병에 걸렸을 때 검사 수치를 정상으로 돌려놓으려고 자신에게는 무리인 힘든 습관을 억지로 들이려 하면 절대 오래도록 꾸준히 할 수 없다. 아무리 건강한 습관이라 해도 그 자체가 스트레스가 되어 버린다면 오히려 건강을 더 악화시킬 수 있다.

나이 들면서 몸이 쇠약해지는 것은 인간의 숙명이다. 억지로 거부할 것이 아니라, 그 숙명을 받아들이고 조금이라도 오랫동안 건강하고 즐거운 삶을 살 수 있게 하는 것이 바로 '옵티멀 에이징'이다.

설령 질병에 걸렸다 하더라도 건강한 습관을 하나둘씩 늘려 나가다 보면 '100세를 누릴' 수 있다. 그렇게 편안한 마음으로, 끝이 있기에 더욱 소중한 이 인생을 마지막 순간까지 즐기며 살아가길 바란다.

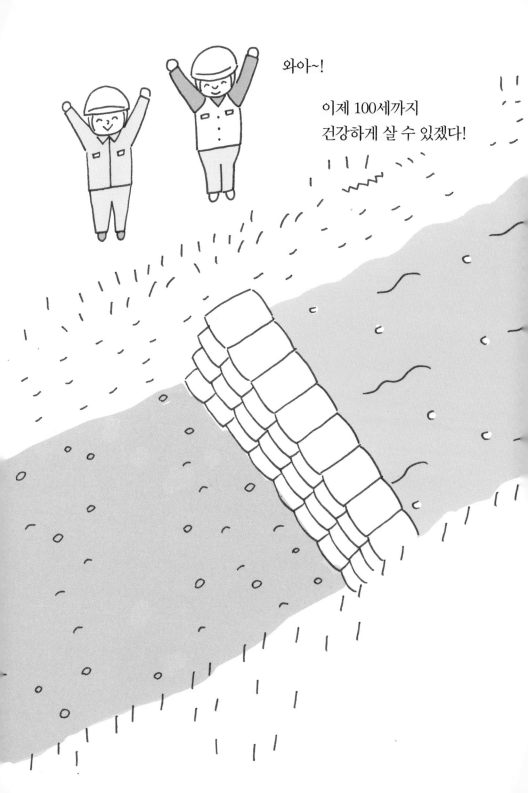

건강 수명 100세도
더 이상 꿈이 아니다

이 책은 '건강 수명을 100세로 늘리기' 위해 기획된 책이다.

최근 몇 년간 코로나19 대유행을 겪으면서 우리는 이전보다 좀 더 건강에 관심을 갖게 되었다. 대유행 초기에는 '살인 바이러스'라는 이미지가 강해서 의료 관계자들 역시 매우 불안해 한 것이 사실이다.

그래서 코로나19를 이유로 외출이나 회식을 자제하는 분위기가 만들어졌고, 그로 인해 고령자를 중심으로 신체적 노쇠, 정신·심리적 노쇠가 급격히 진행된 사례도 많이 보았다.

하지만 지금은 전 세계가 '위드 코로나'로 전환하여 '신종 감기'와 함께 살아갈 것을 선택했으니, 건강 수명 100세를 목표로 조금씩 나아갈 때가 되지 않았나 싶다.

최근 항노화 의학이 진보함에 따라, '노화는 나이가 들면 어쩔 수 없이

찾아오는 것이다'라는 생각에서 '노화는 일종의 질병이며 예방(조절)이 가능하다'라는 생각으로 크게 바뀌었다.

WHO도 '노화는 질병이며 치료 대상이다'라는 인식에 기초해, 2019년 5월 ICD-11(국제 질병 분류 11차 개정판)에 '노화(old age)'라는 항목을 추가했다. 이제는 노화라는 질병을 어떻게 치료해 나갈지를 고민하는 시대로 접어든 것이다.

개인의 건강 정보 이해 능력이 향상되고, 예방 의학이 진보함에 따라 일본은 이미 노화를 조절하기 시작했다. 이는 현재 75세인 사람의 보행 속도가 10년 전 65세의 보행 속도와 거의 비슷하다는, 즉 신체 나이가 열 살이나 젊어졌다는 사실을 통해서도 증명할 수 있다. 이 속도로 간다면, 건강 수명 100세도 더 이상 꿈이 아니다.

제목만 봐도 알 수 있듯이, 이 책에서는 100세까지 살기 위한 100가지 습관을 소개한다. 하지만 전부 다 실천할 필요는 없다. 일상생활 속에서 실천할 수 있을 것 같은 습관부터 하나씩 시작해 보면 좋겠다.

설령 당신이 80세가 넘었다 해도 결코 늦은 것이 아니다. 반대로 아직 50세밖에 되지 않았다고 해도 너무 이른 것은 아니다.

인생에서 가장 젊은 날은 '바로 지금'이니까.

곧 건강 수명이 100세가 되는 시대가 오리라 확신한다. 부디 이 책이 조금이라도 독자 여러분에게 도움이 되길 바란다.

증상별 추천 습관 베스트 5

이 증상에는 이 습관이 좋다!

신체적 통증, 위장 장애, 불면증…. 혹시 좀처럼 나아지지 않는 신체적·정신적 문제 때문에 불편하진 않은가? 마지막으로 중장년층이 호소하기 쉬운 신체적·정신적 증상별로 나누어, 100가지 습관 중에서도 특히 효과가 있을 만한 5가지 습관을 소개한다. 해당되는 증상이 있다면, 한번 시도해 보길 바란다.

어깨 결림, 요통, 두통이 고민이라면…

습관 040 **균형력을 키운다**

습관 059 **림프 마사지를 한다**

습관 062 **편하고 질 좋은 옷을 입는다**

습관 068 **죽을 때까지 움직이며 일한다**

습관 072 **걸으면서 두뇌를 훈련한다**

핵심 포인트 뭉치거나 아픈 것은 근육이 약해지고 혈액 순환과 림프 순환이 원활하지 않아 발생하는 경우가 많다. 근력을 키우고 혈액과 림프의 순환을 개선하며, 움직이기 편한 복장을 하여 하루 동안의 활동량을 늘리는 것이 중요하다. 앉아서 일하는 경우에는 30분~1시간에 한 번씩 일어나 수분 보충을 해 주자. 서서 일하는 경우에는 반대로 30분~1시간에 한 번씩 의자에 앉자. 특정 근육만 자꾸 사용하면 혈액 순환 장애가 온다.

변비, 설사가 고민이라면…

습관 001 **배부르기 전에 숟가락을 내려놓는다**

습관 003 **적게 먹더라도 하루 세 끼를 유지한다**

습관 004 **'국 하나, 반찬 셋 그리고 생선'이 기본**

습관 019 **식이 섬유를 섭취한다**

습관 093 **암 검진을 받는다**

핵심 포인트 식이 섬유를 충분히 섭취하고, 삼시 세끼를 꼭 챙겨 먹음으로써 규칙적인 생활 리듬을 유지하자. 그렇게 하면 자율 신경의 균형이 잡히고 장운동이 활발해질 것이다. 적당한 운동과 수분 섭취도 중요하다. 또 변의가 느껴지면 얼른 화장실로 가자. 자꾸 항문 괄약근에 힘을 주고 참다 보면 배변 반사가 떨어지고, 대장에 정체되어 딱딱해진 변 때문에 변비가 된다. 증상이 심하다면 꼭 병원에 가서 대장암 검진을 받도록 하자.

고혈압, 비만, 당뇨병이 고민이라면…

습관 005 '맛있는 저염식'을 먹는다

습관 009 하루 적정 칼로리를 유지한다

습관 035 패스트푸드를 자제한다

습관 044 하루에 4,000보 이상 걷는다

습관 079 꼭꼭 씹어 먹는다

핵심 포인트 염분과 칼로리를 줄이고 아침은 꼭 먹음으로써 '세컨드 밀 효과'로 혈당치 상승을 방지하자. 또 패스트푸드 같은 고지방식과 탄산음료 같은 당질 몬스터 식품도 최대한 자제하자. 과일은 하루에 최대 사과 1개 분량(200g) 정도까지가 적당하다. 운동 습관을 들이는 것도 잊지 말자. 그리고 매일 아침 체중계에 올라가는 것을 추천한다. 아침에 잰 몸무게를 기준으로 점심 식사량을 조절할 수 있기 때문이다.

불면증, 예민함, 우울증이 고민이라면…

습관 046 멜라토닌으로 숙면한다

습관 051 살짝 뜨거운 물에 몸을 담근다

습관 058 날숨을 길게 쉰다

습관 067 자주 웃는다

습관 087 걱정거리를 종이에 쓴다

핵심 포인트 잠드는 시간과 일어나는 시간을 일정하게 정해 두고, 하루에 한 번은 반드시 바깥에 나가 햇빛을 쐬자. 세로토닌이 마음을 편안하게 해 주어, 밤이 되면 멜라토닌 효과로 숙면을 취할 수 있을 것이다. 샤워만으로 끝내지 말고, 따뜻한 물에 몸을 담그는 것도 잊지 말자. 그리고 날숨을 의식하며 자율 신경을 바로잡고, 걱정거리가 있으면 그날 바로 종이에 써서 '마음의 부담'을 내려놓은 뒤 잠자리에 들도록 하자. 일부러 자꾸 웃다 보면 예민함도 줄어들 것이다.

어지러움, 붕 뜬 느낌(부유감)이 고민이라면…

습관 054 **햇빛을 쐰다**

습관 066 **목을 따뜻하게 한다**

습관 075 **아름다운 것을 본다**

습관 092 **뇌 검진을 받는다**

습관 096 **약은 최대 다섯 종류까지만 먹는다**

핵심 포인트 뇌에 혈관 병변이나 종양이 있는지 확인하자. 만약 특별한 질환이 있는 것이 아니라면 스트레스 때문에 자율 신경이 불안정해졌을 가능성이 있다. 규칙적인 생활로 자율 신경을 바로잡자. 중년 여성에서 특히 많이 나타나는 회전성 어지럼증이 있는 경우에는 증상이 없을 때 최대한 같은 자세를 장시간 유지하지 않는 것이 중요하다. 머리를 움직여 주거나, 자면서 자세를 자주 바꾸거나, 전신 운동인 콩콩 뛰기를 하는 것도 효과적이다.

- 愛媛新聞·生活面連載「加齢に対抗するために (1)~(133)」伊賀瀬道也
- 『「ゴースト血管」に効く！1分かかと上げ下げ』伊賀瀬道也, 河出書房新社
- 『1分ゆるジャンプダイエット』伊賀瀬道也, 冬樹舎
- 『20歳若く見えるために私が実践している100の習慣』南雲吉則, 中経出版
- 『40歳からの予防医学』森勇磨, ダイヤモンド社
- 『70歳が老化の分かれ道』和田秀樹, 詩想社：『70세가 노화의 갈림길: 젊음을 지속하는 사람, 단번에 늙어버리는 사람의 차이』와다 히데키 지음, 정승욱·이주관 옮김, 지상사
- 『80歳の壁』和田秀樹, 幻冬舎：『80세의 벽: 최고의 노인정신의학 전문의가 전하는 행복한 노년의 비밀』와다 히데키 지음, 김동연 옮김, 한스미디어
- 『アンチエイジングのススメ』伊賀瀬道也, 愛媛新聞社
- 『アンチエイジング医療の医師が教える！「食事」と「生活習慣」の極意』伊賀瀬道也, 日東書院
- 『見た目が20歳若返る！血管健康法』伊賀瀬道也, 実業之日本社
- 『脳の老化を止めたければ歯を守りなさい！』長谷川嘉哉, かんき出版
- 『老化はこうして制御する「100年ライフ」のサイエンス』樂木宏実監修, 日経BP
- 『死ぬまで若いは武器になる 不老長寿メソッド』鈴木祐, かんき出版：『불로장수 절대원칙 82: 시간을 되돌리는 힘』스즈키 유 지음, 장하나 옮김, 삼호미디어
- 『食事で血管をぐーんと若返らせる本』伊賀瀬道也 監修, 笠倉出版社
- 『長生き1分片足立ち』伊賀瀬道也, 文響社
- 『最高の体調を引き出す超肺活』小林弘幸著, 末武信宏監修, アスコム
- 『血管力革命』伊賀瀬道也, 冬樹舎
- 『血圧がみるみる下がる！8秒ジャンプ』伊賀瀬道也, 文響社

건강 수명 100세 습관

초판 1쇄 발행 2024년 10월 25일

지은이 이가세 미치야
옮긴이 김현정

디자인 오성민
마케팅 용상철

펴낸이 이진숙
펴낸곳 지식서가
출판등록 2020년 11월 18일 제2020-000158호
주소 서울시 영등포구 경인로 775 에이스하이테크시티 2동 1201-106호
팩스 02-6305-0345
이메일 ideashelf@naver.com
블로그 blog.naver.com/ideashelf
인스타그램 instagram.com/ideashelf_publisher

ISBN 979-11-981717-3-3 03510